编 委 会

主　编：田雪梅

副主编：卢立山　苏长海

编　委：解沛涛　史存发　罗　昆

李俊义　王亚飞　王　尧

董利森　王　丹　贺茹莆

刘　敏　郝海玲　殷　波

刘　洋　刘俊宝　孟利娜

赵庆博　常树林　何星艳

李　静

ANQUANYONGYAO
BAOJIANKANG

安全用药保健康

田雪梅／主编

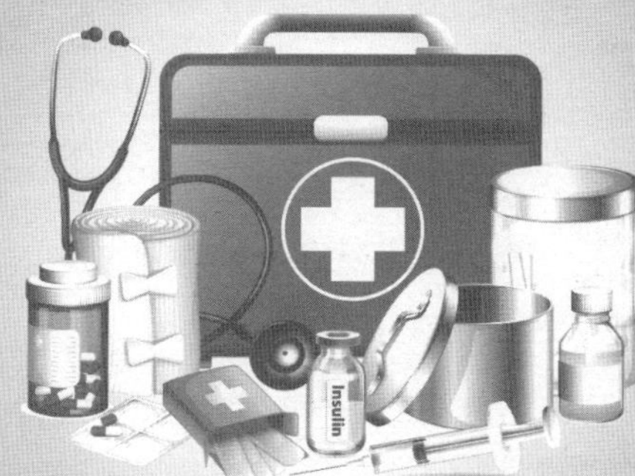

内蒙古人民出版社

图书在版编目(CIP)数据

安全用药保健康 / 田雪梅主编. -- 呼和浩特 : 内蒙古人民出版社, 2025.4

ISBN 978-7-204-17948-0

Ⅰ. ①安… Ⅱ. ①田… Ⅲ. ①用药法 Ⅳ. ①R452

中国国家版本馆 CIP 数据核字(2024)第 024307 号

安全用药保健康

主　　编　田雪梅
责任编辑　董丽娟
封面设计　刘那日苏
出版发行　内蒙古人民出版社
地　　址　呼和浩特市新城区中山东路 8 号波士名人国际 B 座
网　　址　http://www.impph.cn
印　　刷　内蒙古恩科赛美好印务有限公司
开　　本　880mm×1230mm　1/32
印　　张　3.625
字　　数　80 千
版　　次　2025 年 4 月第 1 版
印　　次　2025 年 4 月第 1 次印刷
书　　号　ISBN 978-7-204-17948-0
定　　价　28.00 元

如出现印装质量问题,请与我社联系。
联系电话:(0471)3946120

前　言

生病吃药是生活中常有的事,但很多人在用药这件“小事”上存在误区,用错药、药物保存不当、药物“相克”造成危害的例子屡见不鲜。如果您碰到过此类问题或者有用药方面的问题,这本书可能会为您提供一些帮助。

本书内容贴近百姓生活,讲述了慢性病患者长期用药注意事项、特殊人群用药须知、常见病用药指南、药物的潜在不良反应及危害等药学相关知识,是一本普及家庭安全用药常识的读物。

由于药物治疗方案需要综合考量患者的性别、年龄、生理及病理特征、遗传因素等具体身体情况和药物相互作用、疾病进展等来制定,所以,患者朋友们还是应听从专业医生的用药建议,以确保安全有效。

目　录

量身定制:特殊人群用药须特别关注

防止老年患者漏服药物的小妙招 …………………… (1)

全面了解老年人甲减 ………………………………… (2)

孕妈妈产前需做 B 族链球菌检查 …………………… (4)

关注儿童原发免疫性血小板减少症 ………………… (6)

宝宝发热用药小贴士 ………………………………… (8)

儿童补钙不能只关注补,还需考虑吸收 …………… (10)

儿童微量元素测定已叫停 ………………………… (11)

子痫前期与子痫的诊断与管理 …………………… (13)

孩子高热惊厥的应对方法 ………………………… (14)

宝宝缺锌的判断与补充 …………………………… (16)

儿童雾化正确操作方法 …………………………… (17)

补充叶酸是科学备孕的第一步 …………………… (18)

蜜宝专属:糖尿病患者用药小贴士

全面解析胰岛素制剂 ……………………………… (20)

各类胰岛素对比 …………………………………… (23)

糖尿病酮症酸中毒与高血糖高渗状态需区别治疗 …… (23)
糖尿病伴有血脂异常的用药建议 …………………… (26)
服用氢氯噻嗪可能对血糖产生影响 ………………… (27)
艾塞那肽、利司那肽、利拉鲁肽对比 ………………… (29)
胰岛素泵使用指南 …………………………………… (32)
胃轻瘫的治疗措施 …………………………………… (36)
糖尿病伴骨质疏松的降糖药物选择 ………………… (37)
糖尿病周围神经病变的治疗药物解析 ……………… (38)
痛性糖尿病周围神经病变的治疗措施 ……………… (39)
糖尿病视网膜病变的提前预防和治疗 ……………… (41)
糖耐量试验的注意事项 ……………………………… (42)
胰岛素的保存方法 …………………………………… (43)

互相嫌弃:药物之间、药物与食物之间存在"混搭"禁忌

维生素 C 与多种药物不相容 ………………………… (45)
盐酸氨溴索注射液配伍禁忌 ………………………… (46)
不可与柚子同服的药物 ……………………………… (47)

防不胜防:"大众病"预防要提早,选对药物是关键

骨质疏松症的规范治疗 ……………………………… (49)
碳酸钙与乳酸钙的选用建议 ………………………… (51)
缺铁性贫血的治疗措施 ……………………………… (51)
加巴喷丁与普瑞巴林的选用建议 …………………… (55)

辨证使用感冒中成药 …………………………………………（57）

趋利避害:识别药物副作用

肠内营养腹泻的解决办法 ……………………………………（60）
药物过敏反应的诱发与预防 …………………………………（61）
肿瘤化疗相关性血小板减少症的"拯救者" …………（63）
警惕甲氧氯普胺引起的椎体外系反应 ……………………（64）
让人"又爱又恨"的甲氨蝶呤…………………………………（66）
丙泊酚注射液临床使用注意事项 …………………………（67）
地高辛中毒表现 ………………………………………………（68）
孟鲁司特钠儿童用药须知 ……………………………………（70）

实践真知:让药学科普走进百姓日常生活

警惕网红药物的潜在风险 ……………………………………（72）
口服氯化钾注射液可行但需谨慎 …………………………（74）
糖皮质激素类药物漏服的处理方法 ………………………（75）
常用肠内营养制剂对比 ………………………………………（76）
腹痛并非只由消化道问题引起 ……………………………（78）
新型口服抗凝药物的选用 ……………………………………（79）
哮喘患者慎用抗组胺药物 ……………………………………（84）
高血压急症的降压药物选择 …………………………………（85）
白大衣高血压的诊断标准 ……………………………………（90）
左西孟旦在心衰治疗中的应用 ………………………………（91）

系统性红斑狼疮的治疗药物 …………………………… (93)
服用奥利司他减肥须遵医嘱 …………………………… (96)
幽门螺杆菌的传播途径与根除治疗 …………………… (97)
药盒虽小,却有大用 …………………………………… (101)
正确解读药品有效期 …………………………………… (103)

量身定制:特殊人群用药须特别关注

防止老年患者漏服药物的小妙招

老年患者(一般指年龄超过60岁的患者)普遍记忆力下降、生活自理能力差,时常忘记吃药,需要家人或陪护时刻提醒。这里为您支几招,以避免老年患者漏服药物。

(1)优先选择长效药物:老年患者通常一身多病,服用的药物不止一种,且每种药物服用时间不同。因此,在确保疗效的前提下,应尽可能选择长效药物,以减少服药次数。

(2)设定闹钟:家人或陪护可以帮助老年患者设定服药闹钟,并把注意事项写在备忘录中。

(3)合理使用小药盒:可以为老年患者购买一个分类药盒,将每天要吃的药物按量分类放好。也可以画个表格,用颜色鲜艳的笔注明药名及服药时间。每吃一次药,在相应的位置打钩记录即可。这样,吃没吃药、吃过几次就一目了然了。

老年患者要尽量按时服药,不要存有“忙时不服、闲时补服”的心理。若漏服药物,千万不可在下次服药时加大剂量,以免引起血药浓度升高而导致药物中毒。

是否需要补服漏服药物，需要根据具体情况而定。一般来说，一天服用一次的药物，当天记起应马上服用。一天服用2～3次的药物，如果在两次服药间隔的一半时间以内，可以按量补服，下次服药时间按照原间隔时间推算；如果间隔时间超过服药间隔时间一半以上，一般不需要补服，下次按照原服药时间服药即可。

虽然漏服药物有科学的补救方法，但还是要尽量做到按时服药。

全面了解老年人甲减

甲减，即甲状腺功能减退症，是由多种原因导致的低甲状腺素血症或甲状腺激素抵抗而引起的全身低代谢综合征。甲减患病率随着年龄的增加而升高。

老年人代谢减慢，甲状腺素（T4）向三碘甲状腺原氨酸（T3）转化逐渐减少，对促甲状腺激素（TSH）反馈抑制作用减弱，导致TSH水平升高。TSH的生物活性随着年龄的增加而下降。

老年人若被确诊甲减，治疗目标应为缓解症状，避免进一步发展为黏液性水肿昏迷。

老年人甲减相关指标的控制相对复杂，特别是TSH的控制，其主要遵循的原则为：

（1）无心脏疾病或与心脏疾病相关的危险因素，年龄介于60～70岁之间的老年患者，血清TSH的控制目标与成人相同,治疗过程中应将TSH控制在正常范围的上1/2。

(2)若患者年龄超过70岁,血清TSH控制目标范围应为4~6mlU/L。

(3)有心律失常或骨质疏松性骨折高风险的老年患者,血清TSH控制目标范围为6~7mIU/L。

临床中,治疗甲减/亚临床甲减的主要药物为左甲状腺素。老年患者需要结合TSH值以及合并症决定是否服用,而且起始剂量通常低于成人服用剂量。

如果老年患者有缺血性心脏病,起始服用剂量应更小,调整剂量的速度应更慢,防止诱发心绞痛或加重心肌缺血,而且最终的维持剂量一般应低于成年人。

左甲状腺素半衰期较长,约为7天。一般每天早晨服用一次,最好饭前1小时服用;需要与其他药物和某些食物间隔2~4小时以上;通常需要长期服用。合用咖啡因、碳酸钙、硫酸亚铁、氢氧化铝、氢氧化镁等均会降低左甲状腺素的吸收率,影响疗效;合用利福平可使左甲状腺素的生物利用度增加25%,因此合用时需要谨慎。

老年甲减患者应基于TSH值升高的程度、年龄和预期寿命、潜在的相关危险因素和合并疾病进行个体化左甲状腺素替代治疗。

要谨防老年甲减患者因过度治疗而增加医源性甲状腺毒症患病风险,如新发心房颤动、心力衰竭、骨质疏松以及心血管死亡等。

目前，医学界在甲状腺激素替代治疗能否降低老年甲减患者心血管疾病风险及改善其认知能力等方面存在争议。

孕妈妈产前需做B族链球菌检查

B族链球菌（GBS）又称无乳链球菌，是一种常寄居于泌尿生殖道、肠道及下呼吸道的革兰氏阳性球菌，是婴儿、妊娠女性及有基础疾病成人的重要致病菌。

1. 妊娠期进行GBS筛查的最佳时间

（1）怀孕35~37周的女性均建议进行GBS筛查，孕期患GBS菌尿者或既往有新生儿GBS病史者可直接按GBS阳性处理。

（2）对于不具备条件的医疗机构，推荐基于危险因素（产时发热≥38℃、早产不可避免、未足月胎膜早破、胎膜破裂≥18小时）进行预防性治疗。

（3）GBS筛查有效期为5周，若GBS阴性者超过5周未分娩，建议重复筛查。

2. 妊娠期无症状性GBS菌尿的处理方式

妊娠期发现无症状性GBS菌尿是否需要治疗，取决于尿液中细菌的数量，以菌尿≥104CFU/ml为界定值。

（1）GBS菌尿≥104CFU/ml：严重菌尿患者需要抗生素治疗联合后续产时化学预防。通常可使用阿莫西林、青霉素或头孢氨苄。这些药物一般不会增加不良妊娠结局和胎儿致畸的风险。

妊娠期无症状性菌尿的最佳治疗持续时间不明,通常给予 β-内酰胺类抗生素治疗 5~7 日。

(2)GBS 菌尿<104CFU/ml:虽然中国疾病预防控制中心和美国妇产科医师学会的实践指南推荐 GBS 菌尿<104CFU/ml 时无须上报,但许多实验室仍会上报这些低菌落计数。无症状性 GBS 菌尿低于该阈值时,通常不给予治疗。

3. 抗菌药物方案的选择

使用抗生素前推荐对孕妇行青霉素皮试。若皮试阴性,首选静脉输注青霉素 G 至分娩,或静脉输注氨苄青霉素至分娩;若皮试阳性,可在头孢类抗生素不过敏或头孢唑林皮试阴性的情况下输注头孢唑林至分娩。

若头孢唑林也过敏,则可根据 GBS 菌株对克林霉素的药敏情况进行选择:若对克林霉素敏感,选用克林霉素;若不敏感,选用万古霉素。

若既往青霉素过敏者此次未行青霉素皮试,根据既往过敏表现,发生严重过敏反应的风险较低时,可选用头孢唑林。若发生严重过敏反应的风险较高时,可在 GBS 菌株对克林霉素敏感时静脉输注克林霉素至分娩;若 GBS 菌株对克林霉素耐药,可选择静脉输注万古霉素,单次输液时间应长于 1 小时。肾功能不全患者应根据肾功能计算用药剂量。

如果没有进行药敏试验或未见到反馈结果,应首选万古霉素作为分娩期的预防用药。一旦怀疑宫内感染,应换用覆盖包括 GBS 在内的多种细菌和微生物的广谱抗生素。

妊娠期 GBS 定植是一个不容忽视的问题。对孕妇进行 GBS 定植筛查,围产期预防性使用抗生素,能够显著降低母婴侵袭性 GBS 病发生率。

关注儿童原发免疫性血小板减少症

儿童原发免疫性血小板减少症(ITP,原称“特发性血小板减少性紫癜”)是一种获得性自身免疫性出血性疾病。

一、ITP 分类

新诊断的 ITP——确诊后 3 个月以内的 ITP 患者。

持续性 ITP——确诊后 3～12 个月血小板持续减少的 ITP 患者。

慢性 ITP——血小板减少持续超过 12 个月的 ITP 患者。

重症 ITP——就诊时存在需要治疗的出血症状或常规治疗中出现新的出血症状的 ITP 患者,需要采用其他升高血小板的药物进行治疗,或增加现有治疗药物的剂量。

难治性 ITP——指同时满足以下三个条件的 ITP 患者:脾切除后无效或者复发,仍需要治疗以降低出血的危险,排除其他引起血小板减少的原因。

二、临床表现

ITP 通常表现为平素体健的儿童突发瘀点、瘀斑和(或)出血;偶有患者是因其他情况(例如:术前检查或常规体检)行全血细胞计数时发现血小板减少。

三、诊断要点

至少两次血常规检查示血小板计数减少($<100\times10^9/L$),外周血涂片血细胞形态无明显异常;脾脏一般不增大;骨髓检查示巨核细胞增多或正常伴成熟障碍;排除其他继发性血小板减少症。

四、治疗

新诊断的 ITP 患儿的治疗取决于出血严重程度、血小板减少程度以及其他危险因素。根据患儿的情况,初始管理可选择"随诊观察"或药物干预。未发现重度出血并发症,即仅有皮肤出血表现时,大多可在门诊治疗。

1. 致命性出血

发生致命性出血(如颅内出血、胃肠道出血伴血流动力学不稳定、肺出血伴心肺功能损害)时,需要立即干预。应联合应用以下治疗:

(1)血小板输注。

(2)甲泼尼龙持续用药 3~4 天。

(3)静脉用免疫球蛋白持续输注 1~3 天。

2. 非致命性重度出血

需要立即处理但不致命的重度黏膜出血或疑似内出血,如胃肠道出血但血流动力学稳定,肺出血但心肺功能未受损,长时间重度鼻出血以及肌肉或关节出血。治疗方式与致命性出血类似,但主要有以下几点不同:

(1)通常不需要输注血小板。

（2）与糖皮质激素相比，建议优先选择静脉注射免疫球蛋白（IVIG）开展紧急治疗。

（3）IVIG 根据血小板变化情况调整剂量：如次日复查血小板计数$<50\times10^9$/L，则再用 1 次，剂量同前；如次日复查血小板计数$\geq50\times10^9$/L，则停用。

（4）如选择糖皮质激素进行紧急治疗，建议选择大剂量糖皮质激素。

（5）如出血情况偏重（偏向 4 级出血），建议大剂量糖皮质激素与 IVIG 联合使用，以迅速提升血小板计数，更快控制出血。0~2 级出血但影响正常生活时，首选短疗程、中效糖皮质激素治疗。大剂量糖皮质激素适宜短期使用，通常为 4~7 天；中剂量通常用 7~14 天后酌情减量，总疗程<6 周。0~2 级出血但不影响正常生活时，建议密切观察并随访；如血小板计数$<20\times10^9$/L，考虑出血风险增加，建议开始治疗。

儿童原发免疫性血小板减少症，对于一线治疗不能充分控制症状和风险以及仍依赖糖皮质激素治疗来控制症状的慢性 ITP 患者，二线治疗可选择注射利妥昔单抗或服用促血小板生成类药物（艾曲波帕、罗米司亭），或切除脾。需要长期免疫抑制的患者有时还可选用其他药物，包括硫唑嘌呤、6-巯基嘌呤等。总之，根据实际情况选择合适的治疗方案即可。

宝宝发热用药小贴士

发热是宝宝生病的常见症状。宝宝一发热，全家都着急。

发热是机体的一种保护机制，体温升高会减缓病毒和细菌的繁殖，并增强机体免疫力。发热是一种症状，不是疾病。人体内酶促反应的最适温度为35℃～42℃，因此，机体绝不会让体温超过42℃，这也是体温计最高刻度值设置为42℃的原因。

体温38.5℃并不是使用退热药的分界值，使用退热药的目的是让宝宝舒适。因此，如果体温不到38.5℃，但宝宝已明显感到不适，也可以使用退热药；如果体温超过38.5℃，但宝宝没有明显的不适，也可以暂时不用药。

温水擦拭在体温上升期（宝宝手脚冰凉的时候）是不推荐的，因其会使体温上升加速；在体温下降期（宝宝手脚发烫，并开始出汗）可以使用。切记不可以使用酒精擦拭。

发热时不建议给宝宝捂汗。捂汗不利于散热，有可能导致过热（中暑就是一种过热表现），甚至诱发惊厥。宝宝发热时，应适当为其减少衣物，帮助散热。

12月龄以上宝宝发热，如果精神状态可，不影响吃饭、睡觉和玩耍，一般不需要就医。但是，如果宝宝在热退的情况下，仍然精神状态不好，哭闹不止，总是蔫蔫的，甚至昏睡不醒，则需要立即就医。

宝宝发热时，好多家长会在其额头上贴一个退热贴。实际上，因为额头上的毛细血管很少，所以退热贴的降温效果非常有限。如果宝宝很抗拒，就不要给其贴；如果宝宝可以接受，则可以贴。

对乙酰氨基酚与布洛芬是世卫组织推荐的儿童退热药，比较安全可靠。使用后效果不佳，很可能是剂量不足导致的。对乙酰氨基酚、布洛芬如果能口服，尽量口服，其他给药途径，药物的吸收不稳定。如果剂量使用正确，仍然效果不佳，可以两药交替使用，但最好在医生指导下进行。

虽然孩子发热不可大意，但也不要过度关注体温，要适时、科学地给孩子服用退热药，让孩子安全舒适地度过发热期。孩子发热时，家长要密切观察孩子的状态，并留意其是否有其他症状。如果孩子出现持续高热不退、精神状态差、频繁呕吐、腹泻、咳嗽加重、呼吸困难、抽搐等症状，要尽早就医。

儿童补钙不能只关注补，还需考虑吸收

儿童缺钙多发于两个阶段：一个是2岁以下，一个是青春期。因为这两个阶段孩子生长迅速，对钙的需求量较大。

2岁以下儿童缺钙是容易被发现的，主要表现有：夜惊、经常哭闹、时常烦躁、易激惹、汗特别多、枕秃（只是一个参考标准，不是绝对指标，很多孩子存在生理性枕秃）、囟门闭合延迟（一岁半以后仍未闭合）。

判断孩子是否缺钙，抽血检验血钙意义不大，关键还是要结合孩子的钙摄入量、有无早期缺钙表现及生长发育情况等来综合判断。

维生素 D 可促进钙的吸收,如果维生素 D 缺乏,补再多的钙也没有用。3 岁以下的孩子,如果营养状况良好,乳类摄入充足,只补充维生素 D 即可;如果乳类摄入不足,需补充维生素 D 和钙。

100ml 纯牛奶含钙量约为 104mg。3 岁孩子每天喝 500ml 纯牛奶,再加上其他饮食,就不需要再额外补钙了。如果把控不好孩子从饮食中摄入的钙量,但又发现有缺钙表现,可以按照生理需要量的 1/3 额外给孩子补充钙剂。比如,9 岁孩子每天的钙需求量是 800mg,那每天给他补充 250mg 的钙是相对安全的。

一般来说,为了预防或者治疗佝偻病,建议口服维生素 D 或钙到 2~3 岁,如果之后没有明显缺钙表现,那就可以停了。

在钙剂的选择上,一般首选碳酸钙。考虑到孩子的接受能力,婴幼儿可以选择颗粒剂,儿童可以选择咀嚼片。

钙是人体内含量最丰富的矿物元素,足量钙摄入对维持儿童正常的骨矿物含量以及骨密度至关重要。儿童因生长快速、骨量迅速增加,对钙的需求量相对较高,因此,儿童时期保证充足的钙摄入十分关键。

儿童微量元素测定已叫停

有很多家长会有这样的疑问:宝宝有检测微量元素的必要吗?

微量元素检查是我国特有的婴幼儿检查项目。目前,国际上对于微量元素的检测并没有一个准确、统一的标准。早在 2013 年,原国家卫生计生委办公厅已经针对儿童微量元素的临床检测发出通知:微量元素检测不宜作为常规体检项目。同时强调,非诊断治疗需要,各级各类医疗机构不得针对儿童开展微量元素检测。

从检测方式到检测结果,微量元素检测都无法做到准确科学。

1. 血液检测——偏差大

微量元素最常见的检测方式是抽血,其只能勉强测出血清中的微量元素含量。而实际上,人体内的微量元素不只存在于血清中,更多对人体有用的微量元素多存在于细胞、组织中,这些元素的组织含量是没办法检测的。

另外,血液检测微量元素基本都是采手指的末梢血——扎一个针眼,然后将血挤出来,这个过程会将组织液混入血液中,将血液稀释,因此检测结果不可能 100%准确。

2. 头发检测——不科学

宝宝的头发长期暴露在外,相比血液,受外界因素影响较大。头发中的微量元素是既往较长一段时间积累的结果,没有证据表明长时间的元素积累与宝宝体内微量元素含量有相应的比例关系。因此,头发中微量元素的含量并不能代表宝宝体内微量元素的含量。

3. 夹手检测——骗局

有些母婴店或者私立医院拿一个夹子夹在孩子手指或

手腕上,等几秒钟就可以知道孩子缺哪些微量元素了。这样的检测是没有任何可信度的,已经有不少新闻证实,这只是商家为推销保健品而设下的骗局。

目前来看,微量元素的检测结果并不能做到100%准确。因此,除非出于诊断治疗需要,通常不需要对儿童进行微量元素检测,也不宜将微量元素检测作为体检等普查项目。

子痫前期与子痫的诊断与管理

受孕产妇年龄、身体因素及环境因素等影响,妊娠期高血压成为威胁母婴健康的常见疾病,尤其是子痫前期及子痫是导致孕产妇及围产儿病死率升高的主要原因之一。

1. 子痫前期

(1)轻度子痫前期:妊娠20周后孕妇出现收缩压≥140mmHg和(或)舒张压≥90mmHg,伴尿蛋白定量≥0.3g/24h,或尿蛋白/肌酐比值≥0.3,或随机尿蛋白阳性;无蛋白尿但伴有以下任何一种器官或系统受累:心、肺、肝、肾等重要器官或血液系统、消化系统、神经系统异常改变,胎盘-胎儿受到累及等。

(2)重度子痫前期:子痫前期孕妇出现下述任一表现即可诊断。①血压持续升高,不可控制:收缩压≥160mmHg和(或)舒张压≥110mmHg;②持续性头痛或视觉障碍,或其他中枢神经系统异常表现;③持续性上腹疼痛,肝包膜下血肿或肝破裂表现;④肝脏功能异常,肝酶中谷丙转氨酶(ALT)或谷草转氨酶(AST)水平升高;⑤肾功能受损,尿蛋白定量>2.0g/24h,少尿(24小时尿量<400ml或每小时尿量<17ml)或血肌酐>106μmol/L;⑥低蛋白血症伴腹腔、胸腔或心包积液;⑦血液系统异常,血小板计数持续性下降并低于100×10^9/L,血管内溶血、贫血、血乳酸脱氢酶(LDH)水平升高或黄疸;⑧心力衰竭;⑨肺水肿;⑩胎儿生长受限或羊水过少、胎死宫内、胎盘早剥等。

2. 子痫

子痫指在子痫前期基础上发生的不能用其他原因解释的抽搐。

妊娠期高血压疾病严重威胁母婴健康和安全。子痫前期、子痫作为妊娠期高血压疾病中最为严重的病症,应早识别、早诊断、早治疗,以确保孕妈妈与胎儿的安全。

孩子高热惊厥的应对方法

我们平时说的孩子发高烧抽风了,其实就是医学上说的“高热惊厥”,现称“热性惊厥”,多发于3个月至6岁的婴幼儿。患儿无中枢神经系统感染及其他导致惊厥的原因,既往没有无热惊厥病史。儿童易发热性惊厥与其神经系统发育不完善有关,与遗传及环境因素(包括病毒和细菌感染等,以病毒感染更为多见)也有关。

幼儿发生热性惊厥时,家长常十分恐慌,担心其对孩子大脑造成损伤,进而影响孩子的学习能力和智力等。事实上,绝大多数热性惊厥发作时间不超过2分钟,常常十几秒就过去了,一般不会对孩子大脑造成损伤。国外相关研究也表明,得过与未得过热性惊厥的孩子的学习能力和智力水平并无差别。

孩子发生热性惊厥时,家长不应紧紧将其抱住,束缚孩子抽动,而应在保证孩子安全的前提下,尽量做到以下几点:

(1)让孩子侧躺在平坦的地方,为其清除口腔异物或分泌物,避免误入气管,保持呼吸道通畅。

(2)移除周围尖锐危险物品,避免孩子惊厥发作时误伤自己。

(3)不可向孩子嘴里塞任何东西,惊厥发作时孩子不会咬伤自己的舌头;不要喂退烧药,以免引起窒息。

(4)不要掐人中或强行掰动孩子肢体,这些行为极有可能弄伤孩子。

(5)孩子惊厥发作时不要急于上医院,但持续时间超过5分钟除外。如果孩子是第一次发作,可等发作停止后,去医院明确诊断。

总之,孩子发生热性惊厥时,家长应保持镇定,让孩子远离不安全的场所或物品,防止跌落或受伤。同时,应让孩子平卧且头偏于一侧或保持侧卧位,并为其松开衣服及领口,清除口腔杂物,及时擦拭唾液或呕吐物等,让其保持呼吸道通畅,避免窒息。如有需要,尽快就医。

宝宝缺锌的判断与补充

锌是人体生长发育必需的一种微量元素。锌作为人体众多酶的重要组成成分,广泛参与脂肪、蛋白质及核酸等多种物质的代谢活动,在促进儿童生长发育、免疫系统发育、性功能成熟等方面具有重要作用。

儿童锌缺乏症至今尚无统一的诊断标准,通常可依据高危因素、临床表现、实验室检查结果等进行综合判断。儿童轻中度缺锌时,会有食欲减退、伤口不易愈合、机体衰弱、易反复感染、生长停滞、异食癖等表现。如果儿童出现以上症状,同时伴有高危因素,如母亲妊娠期缺锌、早产、低出生体重以及未以强化锌辅食喂养的6月龄婴幼儿,2岁以下幼儿长期饮食不均衡、腹泻、多汗、消化道功能障碍或肝脏病变等,需及时就医,以进一步确诊是否缺锌。

一旦临床诊断为儿童锌缺乏症,就要在调整饮食的基础上,进行锌剂补充。低锌所致厌食、异食癖一般服锌剂2~4周见效,生长迟缓需1~3个月见效。

锌剂偶可引起轻度恶心、呕吐、便秘等不良反应。补充锌剂时,应随时观察疗效与不良反应,待恢复正常后,须及时停药,切莫过量服用从而引起中毒。大多数儿童在合理喂养下不缺锌,过量补充会影响铁、铜、钙等其他营养元素的吸收,引起代谢紊乱,从而引发其他疾病。

另外,还需注意的是,锌剂宜饭后服用,以减少对胃肠道的刺激;不可与牛奶及含铝盐、钙盐、碳酸盐较多的物质同服;避免同吃大量苹果、梨、香蕉等鞣酸含量高的食物。

儿童雾化正确操作方法

雾化吸入是一种以呼吸道和肺为靶器官的直接给药方法,已被广泛用于治疗呼吸系统相关疾病,具有起效快、局部药物浓度高、用药量少、应用方便及全身不良反应少等优点。

儿童常用雾化吸入类药物有:吸入性糖皮质激素,如吸入用布地奈德混悬液;短效β2受体激动剂,如吸入用硫酸沙丁胺醇溶液;短效M胆碱受体拮抗剂,如吸入用异丙托溴铵溶液。

居家雾化吸入治疗应注意以下事项:

(1)治疗前30分钟避免进食过多,以免雾化过程中因哭闹出现恶心、呕吐等症状。吸入前应及时清除口腔分泌物、食物残渣等,以免妨碍雾滴深入。

(2)治疗前须充分清除气道分泌物,以利于气溶胶在下呼吸道和肺内沉积。呼吸道分泌物多时,先拍背咳痰,必要时吸痰。

(3)正确组装管路、喷雾器及面罩(或口含器)。新开启的雾化器因管腔内有残留异味,易诱发喘息或不适,故应在使用前用空气吹3~5分钟。

(4)雾化吸入时最好选择坐位,以利于吸入药物沉积到终末支气管及肺泡;对不能采取坐位者,应抬高其头部并与胸部呈30°;婴幼儿可取半坐卧位。

(5)每次雾化用量为3~4ml,若药物容量不足,可用生理盐水稀释。一般每次雾化吸入时间为10~15分钟。

(6)由于幼儿喉组织发育不完善,喉腔及鼻毛缓冲作用小,若开始吸入时将雾化量调至最大,大量冷雾气快速进入气道可能会引起刺激性咳嗽等不适。可考虑在刚开始时让雾化面罩离患儿口鼻部6~7cm远,然后逐步拉近至3cm左右,最后紧贴口鼻部,让患儿逐渐适应雾气的温度,减轻刺激。

(7)雾化吸入过程中,应密切观察患儿面色、呼吸、神志状况等,如有面色苍白、异常烦躁及缺氧症状,应立即停止。

(8)雾化结束后,应及时清洁面部,以除去附着在面部的药物。用清水漱口或适量饮水,减少药物在口腔中的残留,降低真菌感染率。

(9)一次未用完的雾化药物,一般不需要冷藏。建议在8~30℃下保存,保存时间不超过24小时。

(10)雾化治疗结束后,清洁和消毒是必要的,以防止雾化器污染和随后可能诱发的感染。

雾化吸入治疗直接作用于气道黏膜,和打针吃药相比,几乎没有疼痛感且不需要吞咽,儿童依从性更高。但是,雾化吸入治疗操作正确,才能起到事半功倍的效果。

补充叶酸是科学备孕的第一步

叶酸,即维生素 B_9,是一种水溶性维生素,是从菠菜叶中提取纯化的。

天然叶酸广泛存在于各种食物中,尤以深绿色叶菜、柑橘、豆类、全谷物含量较多。

天然叶酸稳定性较差,食物在贮存、加工、烹饪的过程中,叶酸损失率高达50%~90%,所以人体真正能从食物中获得的叶酸并不多。因此,孕妇要服用叶酸制剂,而非仅依靠天然食物获取此种营养素。

叶酸对细胞分裂以及DNA遗传物质的合成起着关键作用,孕妇体内叶酸缺乏会影响胎儿的神经系统发育。从孕前3个月至孕期前3个月,孕妈妈补充叶酸可以使胎儿神经管畸形的发病率下降85%。

之所以要在孕前3个月至孕期前3个月补充叶酸,是因为叶酸在我们体内代谢并达到一定有效浓度大概需要2~3个月。对于叶酸缺乏的女性,只有提前补充,才可以使孕早期体内的叶酸维持一定浓度。另外,胎儿神经系统发育的关键时期是孕3~6周,因此在孕早期持续补充叶酸,才能更好地预防胎儿神经管畸形。

因此,补充叶酸是科学备孕的第一步。

蜜宝专属:糖尿病患者用药小贴士

全面解析胰岛素制剂

胰岛素是由胰脏内的胰岛 β 细胞分泌的一种肽类激素,是体内唯一能够降低血糖的激素。目前,市面上销售的胰岛素制剂琳琅满目,依据胰岛素来源,可将其分为动物胰岛素、重组人胰岛素、胰岛素类似物三类。这三类胰岛素各有优缺点。

表 1　依据胰岛素来源分类

	动物胰岛素	重组人胰岛素	胰岛素类似物
发展历程	第一代	第二代	第三代
来源	猪、牛胰腺	基因工程	基因工程
优点	价格低廉	与人胰岛素成分相同,过敏反应少,降糖疗效及安全性均优于动物胰岛素	更加符合生理特点,可降低低血糖发生的风险,临床应用最广泛
缺点	降糖疗效不稳定,存在抗原性及免疫原性,易发生过敏反应及胰岛素抵抗	需在餐前半小时给药,控制餐后血糖不理想,易导致低血糖	价格较贵

我们常见的胰岛素制剂根据作用时间可分为超短效(或称速效)、短效、中效、长效制剂,每种制剂都有其独特优势。

从名称上看,一般来说,名称中带有 R 的为短效胰岛素制剂,带有 N 的为中效胰岛素制剂,带有数字或数字比例的为预混胰岛素制剂。

从溶液性状上看,短效或速效胰岛素制剂为澄清溶液;中效及预混胰岛素制剂(预混,顾名思义,是将超短效或短效胰岛素与中效胰岛素按一定比例预先混合而成。短效成分可快速降餐后血糖,中效成分缓慢持续释放以起到代替基础胰岛素的作用。药品上的数字代表了短效和中效胰岛素所占的比例)为乳白色悬浮液,用之前需充分混匀。

从剂型上看,可分为瓶装胰岛素、注射笔+笔芯、特充以及胰岛素泵。

只有速效和短效胰岛素制剂可以静脉注射,中效、长效和预混胰岛素制剂不能静脉使用。短效和速效胰岛素制剂若皮下注射只能在餐前使用,不可空腹或睡前使用。

表 2　依据作用时间长短分类

分类	代表性药物通用名(商品名)	注射时间
长效胰岛素 (基础胰岛素)L	甘精胰岛素注射液(来得时) 重组甘精胰岛素注射液(长秀霖笔芯) 地特胰岛素注射液(诺和平)	睡前 30~60min
中效胰岛素 (基础胰岛素)N	精蛋白生物合成人胰岛素注射液 (诺和灵 N 笔芯) 精蛋白锌重组人胰岛素注射液 (优泌林 NPH) 低精蛋白重组人胰岛素注射液 (甘舒霖 N)	早晚餐前 1h
短效胰岛素 (餐时胰岛素)R	生物合成人胰岛素注射液 (诺和灵 R 笔芯) 重组人胰岛素注射液 (优泌林 R 笔芯)	餐前 15~30min
速效胰岛素 (餐时胰岛素)S	赖脯胰岛素注射液 (优泌乐笔芯) 门冬胰岛素注射液 (诺和锐笔芯)	餐前 0~15min, 必要时餐后 立即给药
低预混胰岛素	精蛋白生物合成人胰岛素注射液 (诺和灵 30R、诺和灵 30R 笔芯) 精蛋白锌重组人胰岛素混合注射液 (优泌林 70/30 笔芯)	餐前 30min
中预混胰岛素	精蛋白锌重组赖脯胰岛素混合注射液 (优泌乐 25R 笔芯)	餐前即时, 必要时餐后 立刻注射
高预混胰岛素	精蛋白锌重组赖脯胰岛素混合注射液 (优泌乐 50R 笔芯)	餐前即时, 必要时餐后 立刻注射

各类胰岛素对比

(1)速效胰岛素:吸收快,达峰效应早,可于餐前或餐后立即注射,应用更方便。

(2)短效胰岛素:最常用的一种胰岛素,为无色透明液体,可以皮下注射或静脉滴注。

(3)中效胰岛素:乳白色浑浊液体,只用于皮下注射。

(4)长效胰岛素:仅用于皮下注射,绝不能用于静脉注射。

(5)预混胰岛素:正常情况下应是白色混悬液,只用于皮下注射。根据短、中、长效胰岛素量的不同,又分为低、中、高预混胰岛素:①低预混胰岛素:精蛋白生物合成人胰岛素注射液是由30%短效和70%中效胰岛素预先混合而成。可以每日注射两次。②中预混胰岛素:精蛋白锌重组赖脯胰岛素混合注射液,由25%短效和75%中效胰岛素混合而成。餐前即时注射,必要时餐后立刻注射。③高预混胰岛素:精蛋白锌重组赖脯胰岛素混合注射液,短效与中效胰岛素各占50%。早晚各一次。

糖尿病酮症酸中毒与高血糖高渗状态需区别治疗

糖尿病酮症酸中毒(DKA)指糖尿病患者在各种诱因的作用下,胰岛素明显不足,升糖激素不适当升高,造成的高血糖、高血酮、酮尿、脱水、电解质紊乱、代谢性酸中毒等病理改变的症候群,系内科常见急症之一。高血糖高渗状态(HHS)

是以严重高血糖、高血浆渗透压、脱水为特点的糖尿病急性代谢紊乱的临床类型。二者都属于糖尿病急性并发症，需区别治疗。

表 3　DKA 和 HHS 比较

	DKA	HHS
糖尿病类型	1 型糖尿病（T1DM）	2 型糖尿病（T2DM）
诱　因	中断胰岛素治疗、胰岛素用量不足	使用利尿剂、皮质激素药物、饮水不足等
血　糖	常<33.3mmol/L 或稍高	常>33.3mmol/L，可达 66.6mmol/L
血　酮	≥3mmol/L	轻度增高或正常
血浆渗透压	正常	升高（320～430mOsm/L）
尿酮体	强阳性	弱阳性或阴性
血　钠	正常或较低	升高或正常
血液酸碱度（pH）	<7.3	>7.3
血清碳酸氢盐	<15mmol/L	>15mmol/L

续表

	DKA	HHS
临床主要症状或表现	糖尿病症状加重,烦渴,尿量增加,疲倦乏力,但无明显多食。消化系统症状:食欲不振,恶心,呕吐,腹痛。呼吸系统表现:呼吸深而快,由于呼吸中枢麻痹和肌无力,呼吸渐浅而缓慢。神志状态:个体差异较大,早期头晕、头痛、精神萎靡,逐渐出现嗜睡、迟钝、腱反射消失,甚至昏迷。脱水	患者在发病前几天或前几周常有多尿、多饮等高血糖症状逐渐加重的表现,血糖与血浆渗透逐渐升高;早期呈现糖尿病原有症状逐渐加重,病人表情迟钝,进行性嗜睡,数日后渐入昏迷状态,中枢抑制;晚期少尿,甚而尿闭,失水极严重,体重通常明显下降,眼球松软,有时体温可上升至40℃以上,可能为中枢性高热,伴以心悸、心动过速、呼吸加速;神经系统症候与DKA伴昏迷不同,除感觉神经受抑制而神情淡漠、迟钝僵木外,运动神经受累较多

DKA与HHS主要根据有无酮症酸中毒和高血糖表现进行区分。此外,腹痛是DKA的特有表现,HHS不常见;神经系统症状更常见于HHS;DKA会出现血酮升高或中、大量酮尿,酸中毒,HHS一般不会出现尿酮体。

糖尿病伴有血脂异常的用药建议

糖尿病患者通常伴随血脂异常。

T2DM患者合并血脂异常，会增加大血管和微血管并发症的风险。我国T2DM患者合并血脂异常的比例较高，但是治疗率、达标率较低。T2DM患者脂代谢异常可能与胰岛素抵抗和腹型肥胖等代谢综合征有关，主要原因是胰岛素作用不足、胰岛素抵抗等所致的极低密度脂蛋白（VLDL）产生过多和清除缺陷。

临床中常见的T2DM患者合并血脂异常以混合型血脂紊乱较为多见。血脂异常的表现形式主要有以下几种：（1）空腹和餐后（甘油三酯）TG水平升高，即使在空腹血糖和TG水平控制正常的情况下依然存在餐后高TG血症；（2）高密度脂蛋白胆固醇（HDL-C）水平降低；（3）血清总胆固醇水平和低密度脂蛋白胆固醇（LDL-C）水平正常或轻度升高，且LDL-C发生质变，小而致密的LDL-C水平升高；（4）富含TG脂蛋白的载脂蛋白（Apo）B-100和B-48水平升高，Apo-CIII水平升高，Apo-CII/Apo-CIII以及ApoCIII/Apo-E的比值升高。

T2DM患者TG水平升高或HDL-C降低应首先进行生活方式干预，TG水平≥5.7mmol/L时首选贝特类药物治疗以减少胰腺炎的风险；降低LDL-C水平是血脂管理的首要目标，临床首选他汀类调脂药物。

40~75岁的T2DM患者，伴有发生动脉粥样硬化性心血管疾病（ASCVD）的危险因素（包括早发心血管疾病家族史、吸烟、高血压、LDL-C≥2.6mmol/L 或肥胖),应在干预生活方式的基础上,常规应用中等强度他汀类药物治疗,LDL-C目标值<1.8mmol/L;40~75 岁的 T2DM 患者,不伴有发生 ASCVD 的危险因素,在干预生活方式的基础上,建议应用中等强度他汀类药物治疗,LDL-C 目标值<2.6mmol/L。上述人群即使 LDL-C 已达标,也应使用中等强度他汀类药物治疗。

不伴有发生 ASCVD 的危险因素、年龄<40 岁的糖尿病患者,不推荐使用他汀类药物治疗。如果 LDL-C 基线值较高,现有调脂药物标准治疗 3 个月后,难以使 LDL-C 降至所需目标值,则可考虑将 LDL-C 至少降低 50%作为替代目标。

糖尿病患者合并血脂异常,无异于雪上加霜,会大大增加心脑血管疾病的患病风险。因此,糖尿病患者要更加重视血脂情况。

服用氢氯噻嗪可能对血糖产生影响

氢氯噻嗪属于中效噻嗪类利尿剂,其作用机制是经机体代谢后由有机酸转运体分泌,通过抑制位于远曲小管上皮细胞膜顶部的钠氯协同转运蛋白,发挥排钠利尿作用。

噻嗪类利尿剂诱发糖尿病的机制尚不明确,但是目前很多研究均表明:血钾水平降低可能是噻嗪类利尿剂诱发糖尿病的主要原因。

噻嗪类利尿剂诱发的糖尿病是否与自发性糖尿病存在

相同的不良预后还不得而知。如果噻嗪类利尿剂只是将隐匿的糖尿病显露出来，那么它不但是无害的，对患者来说反而是有益的，因为它有助于提早发现糖尿病并给予相应的危险因素控制措施。

糖尿病的发病可能与严重的低血钾有关，二者呈对数线性关系。血钾每升高 0.5mmol/L，糖尿病患病风险降低 45%。

氢氯噻嗪影响血糖的机制可能与低钾血症密切相关。使用噻嗪类利尿剂治疗高血压，剂量较大时可导致低血钾；体内钾贮备减少导致胰岛素敏感性降低，以及胰岛 β 细胞对血糖的刺激反应减弱，从而导致糖代谢异常；高血糖是高血压的危险因素之一，高血压患者易患糖尿病。因此，纠正钾贮备有益于糖尿病以及高血压的控制，但是这一理论还需要更多的研究进行论证。

对于合并糖尿病的患者到底能否使用氢氯噻嗪仍是临床关注的焦点，目前存在争议。但临床实践经验给出以下建议：

（1）合并糖尿病患者可以使用小剂量的氢氯噻嗪类利尿剂，以降低对血糖的影响。因为利尿剂降压平稳、缓慢、作用持久，对盐敏感性高血压、合并肥胖、糖尿病、更年期女性和老年人高血压具有较强降压效应，但由于其有出现电解质紊乱的风险，故取小剂量使用。

（2）使用噻嗪类利尿剂的患者，需维持血钾水平>4.0mmol/L，因此，可以与保钾利尿剂合用或口服补钾药物。高血压患者在服用降压药的同时,加用血管紧张素转换酶抑制剂(ACEI)或血管紧张素Ⅱ受体拮抗剂(ARB)联合治疗,可以预防低血钾的发生。

艾塞那肽、利司那肽、利拉鲁肽对比

胰高血糖素样肽-1(GLP-1)受体激动剂属于肠促胰素类药物,近年来在T2DM患者治疗领域得到越来越广泛的应用。目前,我国已上市的GLP-1受体激动剂包括艾塞那肽、利司那肽、利拉鲁肽、贝那鲁肽以及艾塞那肽周制剂。每种制剂的具体药物代谢动力学(简称“药动学”)以及分子结构特点见下表。

表4　GLP-1受体激动剂药动学和分子结构特点

药物	作用时间	半衰期	分子结构	与人GLP-1同源性
艾塞那肽	短效	2.4h	Exendin-4	53%
利司那肽	短效	2~5h	改良的Exendin-4	50%
利拉鲁肽	长效	13h	改良的人GLP-1	97%
贝那鲁肽	短效	11min	重组人GLP-1	100%
艾塞那肽周制剂	长效	2.4h(缓释剂)	Exendin-4	53%

GLP-1受体激动剂通过与GLP-1受体结合来发挥作用。GLP-1受体广泛分布于人体全身多个器官或组织,因此

GLP-1 受体激动剂具有多重降糖功效:①促进胰岛素生物合成和分泌,以葡萄糖浓度依赖的方式促进胰岛素释放;②抑制胰高血糖素分泌;③抑制 β 细胞凋亡,促进 β 细胞增生、再生,从而维持 β 细胞稳定状态并促进其功能恢复;④减少肝糖输出,抑制肝脏葡萄糖生成;⑤抑制食欲,增加饱腹感,从而减少热量摄入;⑥抑制胃排空和胃肠蠕动。

不同的 GLP-1 受体激动剂在药动学、临床应用以及不良反应等方面存在一定差异,具体见下表。

表 5　国内上市的各种 GLP-1 受体激动剂的临床应用要点和主要推荐意见

<table>
<tr><td colspan="2">药物</td><td>艾塞那肽</td><td>利司那肽</td><td>利拉鲁肽</td><td>贝那鲁肽</td><td>艾塞那肽周制剂</td></tr>
<tr><td>降糖治疗应用试剂</td><td colspan="6">联合治疗</td></tr>
<tr><td colspan="2">用法</td><td>早餐和晚餐前 1h 内皮下注射</td><td>任一餐前 1h 内皮下注射</td><td>任意时间皮下注射</td><td>餐前 5min 皮下注射</td><td>每周一次,任意时间皮下注射</td></tr>
<tr><td rowspan="2">不良反应</td><td>胃肠道反应</td><td>常见</td><td>常见</td><td>常见</td><td>常见</td><td>常见</td></tr>
<tr><td>低血糖</td><td colspan="5">单独使用不增加低血糖风险</td></tr>
</table>

续表

药物		艾塞那肽	利司那肽	利拉鲁肽	贝那鲁肽	艾塞那肽周制剂
特殊人群应用注意事项	心血管高危	安全性尚未得到评价	安全	对心血管具有保护作用,建议心血管疾病患者优先使用	安全性尚未得到评价	安全
	超重/肥胖	有明显改善体重作用				
	肾功能受损	肌酐清除率<30ml/min禁用	肌酐清除率<30ml/min禁用	终末期肾病禁用	未知	肌酐清除率<30ml/min禁用,30~50ml/min慎用
	肝功能受损	未知	无须调整剂量	重度肝功能受损者禁用	未知	未知
	胰腺炎病史	慎用				
	严重胃肠道疾病	慎用				
	甲状腺髓样癌病史或家族史	不推荐				

GLP-1受体激动剂禁用于:①对该类产品活性成分或任何其他辅料过敏者;②有甲状腺髓样癌病史或家族史患者;③2型多发性内分泌腺瘤综合征(MEN2)患者。

GLP-1受体激动剂是T2DM治疗领域的新型降糖药,在临床中应用日渐广泛。其中,利司那肽、利拉鲁肽、艾塞那肽周制剂已经过心血管安全性研究,能降低心血管疾病患病风险,利拉鲁肽甚至对心血管系统有明显的保护作用。虽然

GLP-1 受体激动剂具有多重临床效益，但仍需综合评估后合理规范应用。

胰岛素泵使用指南

一、胰岛素泵的构成和输注方式

胰岛素泵是一种向身体输注胰岛素的装置。临床上使用的胰岛素泵有很多种，其构成大同小异，都是由微电脑（芯片）、螺旋马达、储药系统和电力系统组成。微电脑系统负责记忆人为设定的胰岛素基础率、餐前大剂量（餐前注射的胰岛素量）与输出时间。胰岛素泵可以持续不断输入微量胰岛素来模拟生理状态下的基础胰岛素分泌，并据患者胰岛素的需要量设置不同时段的基础率；在进餐或加餐时，还可以通过胰岛素泵注射餐前胰岛素来模拟人体胰岛 β 细胞的餐时生理分泌模式。

有些胰岛素泵连有置入皮下的导管（导管常置于腹部，还需用到小针头或带小针头的装置），泵可以固定在衣服上或装入衣袋，针和导管需每 2~3 日更换一次。每隔数日需充填胰岛素。

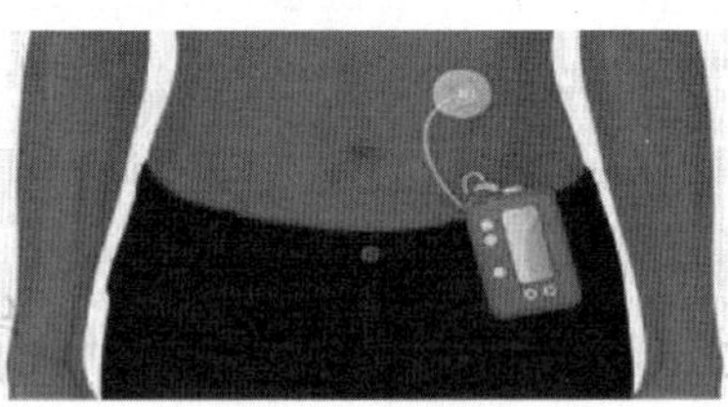

图 1　连有置入皮下导管的胰岛素泵

有些胰岛素泵可以直接固定于皮肤,按压按钮后,装置会将一根细管插入皮肤,以输送胰岛素。这种泵需使用注射器充填胰岛素,可留置2~3日。

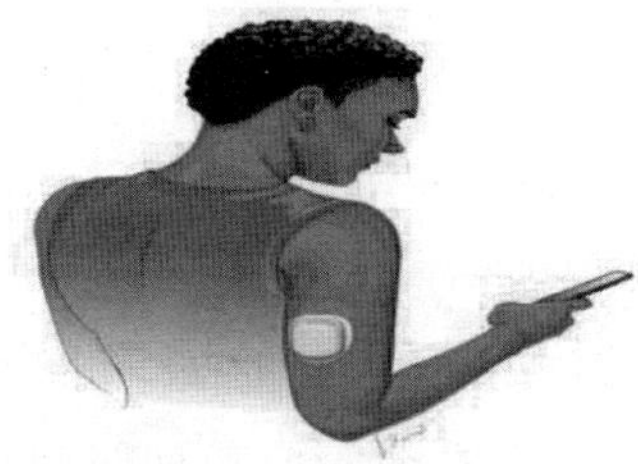

图2　直接固定于皮肤的胰岛素泵

二、胰岛素泵适用人群

胰岛素泵原则上适用于所有需要用胰岛素进行治疗的糖尿病患者。

1. 适宜短期使用胰岛素泵治疗的患者或情况

(1)T1DM患者和需要长期强化胰岛素治疗的T2DM患者,在住院期间可通过胰岛素泵治疗稳定控制血糖,从而缩短住院天数,并为优化多次胰岛素注射方案提供参考数据。

(2)需要通过短期胰岛素治疗控制血糖的T2DM患者。

(3)糖尿病患者围手术期的血糖控制。

(4)应激性高血糖患者的血糖控制。

(5)妊娠糖尿病患者或糖尿病合并妊娠者。

酮症酸中毒者、高渗性非酮症糖尿病昏迷者、伴有严重循环障碍的高血糖者不宜短期应用胰岛素泵进行治疗。

2. 适宜长期使用胰岛素泵治疗的患者或情况

T1DM 患者和需要长期强化胰岛素治疗的 T2DM 患者，特别是：①血糖波动大，采用胰岛素多次皮下注射方案治疗，血糖仍无法得到平稳控制的糖尿病患者；②无感知低血糖者；③频发低血糖者；④黎明现象严重导致血糖总体控制不佳者；⑤作息时间不规律、不能按时就餐者；⑥要求提高生活质量者；⑦胃轻瘫或进食时间长的患者。

不需要长期进行胰岛素治疗者，对皮下输液管过敏者，不愿长期皮下埋置输液管或不愿长期佩戴泵者，患者及其家属缺乏胰岛素泵使用相关知识、接受培训后仍无法正确掌握胰岛素泵使用方法者，有严重的心理障碍或精神异常者，无监护人的年幼或年长患者及生活无法自理者，不宜长期使用胰岛素泵进行治疗。

三、胰岛素泵使用药物及剂量计算

通常，胰岛素泵使用的胰岛素类型为短效人胰岛素或速效人胰岛素类似物，特殊情况下可使用低浓度胰岛素。中、长效以及预混胰岛素不能用于胰岛素泵。

每日胰岛素使用剂量根据患者糖尿病类型、血糖水平以及体重情况进行设定。

（1）未接受过胰岛素治疗的患者需根据自身糖尿病类型设定胰岛素剂量：

T1DM：总剂量/日＝体重（kg）×（0.4～0.5）

T2DM：总剂量/日＝体重（kg）×（0.5～0.8）

(2)已接受胰岛素治疗的患者可根据胰岛素泵治疗前的胰岛素用量计算总剂量。具体可根据患者血糖控制情况进行设定和调整(如表1)。

表6　已接受胰岛素治疗者换用胰岛素泵治疗时每日胰岛素用量换算

使用泵以前血糖控制情况	开始胰岛素泵治疗时推荐剂量(U/d)
血糖控制良好,无低血糖	用泵前的胰岛素总量×(75%~85%)
经常发生低血糖	用泵前的胰岛素总量×70%
高血糖、极少或无低血糖	用泵前的胰岛素总量×100%

胰岛素泵剂量还需要根据每餐饮食情况进行调整(如表7)。

表7　依据进食量调整胰岛素剂量

进食量	胰岛素剂量调整
和以往进食量一样	不变
大于以往进食量	+1~2U
大于以往进食量并且有餐后甜点	+3U
小于以往进餐量	−1~2U

此外,如果当前血糖值高于目标值,则需要通过计算胰岛素敏感系数(每单位胰岛素能降低的血糖值,需根据全天胰岛素用量计算)进行胰岛素剂量校正。

胰岛素敏感因子(mmol/L)= 1500(或1800)/(每日胰岛

素总量÷18)

胃轻瘫的治疗措施

胃轻瘫是指在无机械性梗阻情况下出现的以胃排空迟缓为特征的上消化道综合征,主要症状是恶心、呕吐、早饱和餐后上腹饱胀、上腹疼痛,病程长或症状严重者可出现消瘦等营养不良表现。糖尿病性胃轻瘫是糖尿病胃肠植物神经病变常见的症状,无法完全治愈,但可通过药物治疗改善症状。

糖尿病性胃轻瘫首要治疗措施是控制血糖。急性高血糖会延缓胃排空,也会削弱促动力类药物的效力。其次要注意调整饮食。油腻、酸性、辛辣食物和粗粮可加重症状,因此要尽可能清淡饮食,少食多餐(一日 4~5 次),避免吸烟与饮酒。对于轻度胃轻瘫患者,应通过口服补液和给予维生素补充。对于不能耐受固体食物的患者,可将补充剂和维生素加入流质膳食或匀浆膳中。

对于饮食调整后仍有胃轻瘫症状的患者,有必要进行药物治疗。目前使用较多的是促胃动力药物,如甲氧氯普胺、多潘立酮、大环内酯类抗生素等。糖尿病性胃轻瘫患者应避免使用基于肠促胰岛素的治疗药物,如普兰林肽和 GLP-1 类似物或激动剂(如利拉鲁肽、艾塞那肽),因其可延迟胃排空。

糖尿病伴骨质疏松的降糖药物选择

大量流行病学研究表明,糖尿病会对骨代谢造成影响:一方面,胰岛素不足会使骨转换功能减弱;另一方面,长时间的高血糖环境可使大量晚期糖基化终末产物(AGEs)在骨组织中聚集,引起间充质干细胞凋亡,进而导致成骨作用明显减弱。因此,糖尿病患者骨质疏松和骨折风险明显高于普通人群,骨折部位多见于髋部、足部和股骨近端。

糖尿病伴骨质疏松患者的综合管理依然要把控制血糖放在首位,同时,可适当补充钙和维生素D,多运动,保持健康生活方式。在药物选择上,要尽量选择对骨代谢影响小,甚至有骨保护作用的降糖药物。

(1)二甲双胍:能改善骨质量,降低T2DM患者骨折风险。

(2)GLP-1受体激动剂:与其他治疗糖尿病的药物相比,T2DM患者应用GLP-1受体激动剂治疗,尤其是应用艾塞那肽治疗后,骨折风险明显降低。

(3)二肽基肽酶4(DPP-4)抑制剂:对骨折的影响偏向于中性。

(4)钠-葡萄糖协同转运蛋白2(SGLT-2)抑制剂:目前的研究表明,T2DM患者使用SGLT-2抑制剂和其他糖尿病治疗药物不会增加下肢和上肢骨折风险。

(5)α-葡萄糖苷酶抑制剂:目前尚不足以得出提示性结论。

(6)磺脲类药物：对骨折一般呈现至少中性或有益的效果。

(7)胰岛素：非药物本身导致。

因此，高骨折风险糖尿病患者可选用二甲双胍、GLP-1受体激动剂进行治疗。

糖尿病周围神经病变的治疗药物解析

糖尿病周围神经病变属于糖尿病神经病变中最常见的一类，是糖尿病最常见的慢性并发症之一，是指在排除其他原因的情况下，糖尿病患者出现与周围神经功能障碍相关的症状，临床表现为对称性疼痛和感觉异常，下肢症状较上肢多见。糖尿病神经病变的危害很大，但目前尚无特殊治疗手段。此外，糖尿病神经病变早期临床表现较隐匿，易被忽略，待临床做出诊断时，往往已处于不可逆阶段。因此，积极预防和早期干预糖尿病神经病变尤为重要。

1. 营养神经类药物：甲钴胺

作用机制：作为活性维生素 B_{12} 制剂，较非活性维生素 B_{12} 制剂更易进入神经细胞内，可以促进神经元内核酸和蛋白质的合成，对髓鞘形成和轴突再生具有显著的促进作用，能够修复损伤的神经细胞，改善神经传导速度。

2. 抗氧化应激类药物：α-硫辛酸(简称硫辛酸)

作用机制：作为一种强有力的抗氧化因子，能够通过抑制脂质过氧化，增加神经营养血管的血流量，提高神经 Na^{+} -

K^+ - ATP 酶活性,直接清除活性氧簇和自由基,保护血管内皮功能。

3. 抑制醛糖还原酶活性药物:依帕司他

作用机制:作为一种醛糖还原酶抑制剂,能阻碍多元醇通路的异常激活,减少神经营养代谢紊乱造成的损伤,从而有效改善糖尿病神经病变的主观症状和神经传导速度。

4. 改善微循环:前列腺素及前列腺素类似物、己酮可可碱、胰激肽原酶、巴曲酶、(盐酸)乙酰左卡尼汀等

作用机制:可增加血管平滑肌细胞内环磷酸腺苷(cAMP)含量,舒张血管平滑肌,降低血液黏度,改善微循环。

5. 中药

一些具有活血化瘀作用的植物药及中药制剂也常被用于糖尿病神经病变的治疗,如木丹颗粒、复方丹参滴丸。

痛性糖尿病周围神经病变的治疗措施

糖尿病神经病变除了神经性相关症状,如手脚麻、僵硬外,还会产生一定的疼痛感,重度神经痛更是严重影响糖尿病患者的日常生活,导致其活动受限、抑郁、社会功能受损等。因此,需要给予适当的止痛药物,进行全程的药物疼痛管理。

痛性糖尿病周围神经病变通常以药物治疗为主,根据病情也可以酌情使用非药物治疗措施。

1. 药物治疗

（1）抗惊厥类药物：普瑞巴林、加巴喷丁。

（2）三环类抗抑郁药物：阿米替林是最常用的药物，但未获得 FDA 批准。

（3）5-羟色胺和去甲肾上腺素再摄取抑制剂类临床常用药物：度洛西汀。

（4）阿片类常用药物：他喷他多、曲马多（阿片类受体弱激动剂）。

（5）局部使用药物：局部外用的 8%辣椒素贴片 Qutenza 已经于 2020 年 7 月获得 FDA 批准，可以用于成人患者痛性远端对称性多发性神经病变（DSPN）的治疗。亦有研究证明，利多卡因贴剂可以显著减轻疼痛，提高患者生活质量。

2. 非药物治疗

（1）针灸治疗：针灸镇痛在临床上已被广泛接受，且国内外均有研究证实针灸对于痛性 DSPN 有一定的治疗效果。

（2）电刺激治疗：包括经皮神经电刺激治疗、脊髓电刺激治疗和调频电磁神经刺激治疗等，可以不同程度地缓解疼痛。

综上，治疗糖尿病神经病理性疼痛，应首先考虑使用普瑞巴林或度洛西汀。考虑到患者的社会经济情况、共患病和潜在的药物相互作用，也可将加巴喷丁作为一种有效的初始治疗药物。三环类抗抑郁药物也可有效减轻糖尿病患者的神经病理性疼痛，但其具有较高的发生严重不良反应的风险,故应谨慎使用。鉴于成瘾性和安全问题,不推荐将阿片类药物作为治疗痛性糖尿病周围神经病变的一线或二线药物。

糖尿病视网膜病变的提前预防和治疗

糖尿病视网膜病变(DR)是以视网膜微循环异常为主要病理特征的致盲性眼病,是糖尿病的严重并发症之一,其患病率随糖尿病的病程延长而增加。DR 的治疗目标为预防和治疗。

1. 预防

(1)控制血糖:糖化血红蛋白≤7%。这个目标并非适用所有患者,尤其不适用于老年患者和有共存疾病或预期寿命有限的患者。

(2)控制血压:收缩压<140mmHg,舒张压<90mmHg。若心血管患病风险高,能耐受,可以考虑将血压降到 130/80mmHg。研究表明,良好的血压控制对于预防和延缓糖尿病视网膜病变十分重要。但是对于抗高血压药物的推荐使用,目前还没有足够的数据支撑。

(3)控制血脂:大部分 T2DM 患者需要使用他汀类药物控制血脂,但是目前并不特别建议采用降脂疗法来预防或治疗视网膜病变。

缺血可引发 DR,所以人们试图将抗血小板药物(阿司匹林)作为 DR 的预防或治疗药物。但迄今最大型的随机试验发现,阿司匹林对预防增殖性视网膜病变的发生及进展、玻璃体积血、视力丧失无益。

2. 治疗

（1）非增殖性糖尿病视网膜病变（NPDR）：患者视力丧失的主要原因是黄斑水肿（ME）或者黄斑缺血。因此，轻度及中度 NPDR 通常不予治疗，除非伴有临床意义的 ME、中央受累的 ME 和（或）有视力意义严重影响视力的 ME。初始治疗可选用玻璃体内抗血管内皮生长因子药物或者激光（局部光凝）。

（2）增殖性糖尿病视网膜病变（PDR）：治疗目的在于改善视力、保存视力、减缓病变进展速度、降低玻璃体积血频率，以及在需要时修复牵拉性视网膜脱离。

对于部分 PDR 患者，尤其是对伴有糖尿病性 ME 的患者，抗血管内皮生长因子药物（如贝伐珠单抗、雷珠单抗和阿柏西普）可用作一线治疗药物。玻璃体腔注射糖皮质激素（如曲安奈德注射剂、氟轻松植入剂）也可减少新生血管形成，但易引发眼内压增高、白内障形成，甚至会诱发眼内炎，所以不建议常规使用。

糖耐量试验的注意事项

糖耐量试验（GTT），也称葡萄糖耐量试验，是诊断糖尿病的一种实验室检查方法，临床上常用于判断机体对血糖的调节能力。目前主要有静脉注射和口服两种方法：前者称 IVGTT，适用于胃切除或者有吸收不良综合征等的特殊患者；后者称 OGTT，是临床上常用的方法，还可用于筛查妊娠期糖尿病。

(1)OGTT 具体操作流程:被测试对象在空腹情况下先前臂采血测血糖,半小时后,于 5 分钟内喝下 75g 葡萄糖(溶于 250~300ml 水中。儿童按 1.75g/kg 计算,但不超过 75g),然后从服糖第一口开始计时,于服糖后半小时、1 小时、2 小时、3 小时分别行前臂采血测血糖。实际应用中可简化程序,即只取空腹和服糖后 2 小时血样测定血糖值。

所用 75g 葡萄糖是国际上统一使用的口服无水葡萄糖 75g(或者含 1 分子结晶水的葡萄糖 82.5g)。在某些情况下,可以用其他高渗透糖水代替 75g 的无水葡萄糖粉。

根据世界卫生组织颁布的标准,如果在 GTT 中,2 小时后血糖高于 11.1mmol/L,可确诊为糖尿病;血糖为 7.8~11.1mmol/L,为糖耐量受损(IGT),视为糖尿病前期。

(2)OGTT 需要注意的事项:①测试过程中,受试者不可以喝茶及咖啡,不可以吸烟,不要做剧烈运动,但也无须绝对卧床;②血标本应尽早送检;③试验前 3 天内,每日碳水化合物摄入量不少于 150g;④试验前应停用可能影响测试的药物(如避孕药、利尿剂或苯妥英钠等)3~7 天;⑤喝糖水的快慢对糖耐的检查结果影响不大,一般情况下,只要在 5 分钟之内喝完,就不会对检查结果有太大影响。

胰岛素的保存方法

胰岛素是一种蛋白质类制剂,对温度敏感。温度过高或过低都容易使之变性失效，直接影响药效的发挥。未开封胰岛素的储存温度通常为 2～8℃，可以放在冰箱冷藏室靠近门的位置上。不要放在冰箱门上，因为反复开关冰箱门会使胰岛素受到震荡；也不要贴在冰箱的内壁上，因为冰箱内壁易结霜，温度过低；更不要把胰岛素放进冷冻室，一旦结冰，即使解冻，也不可以再使用，因为胰岛素是一种小分子的蛋白质，冷冻后活性会被破坏。建议选用能显示温度的冰箱放置。如果冰箱不能显示温度，可以用温度计测量，并经常检查冰箱冷藏室的温度是否满足储存要求。

已经启封的瓶装胰岛素、胰岛素笔芯可以在一般室温下（不超过 30℃）储存 28 天。不建议将启封的胰岛素再次放回冰箱，反复的温度变化会影响胰岛素效用。在室温下储存，还应避免将胰岛素置于高温或阳光直射的环境中。

外出旅行时，胰岛素保存面临着温度过冷、过热或反复震荡的风险。因此，最好能随身携带一个保温箱或冷藏包，用以保护胰岛素。乘坐飞机时，应将胰岛素和其他降糖药物随身携带，不要随行李托运。这样不仅使用方便，还可以避免托运舱中过冷的温度对胰岛素造成不可逆转的损害。夏季乘车时，应该将车内空调开启，随身携带胰岛素，不要将胰岛素放入后备厢或行李舱中；冬天乘车时，除适当调节车内温度、随身携带胰岛素外，不要把装有胰岛素的手提包放在车的散热器上。

互相嫌弃：药物之间、药物与食物之间存在“混搭”禁忌

维生素 C 与多种药物不相容

维生素 C（又称抗坏血酸）是临床上应用广泛的药物，主要参与体内抗体、胶原形成和组织修补以及碳水化合物、脂肪、蛋白质等的代谢过程，可降低毛细血管脆性，增加机体抵抗力。维生素 C 在临床中主要用于预防和治疗坏血病、各种急慢性传染疾病，也可用于病后恢复期、创伤愈合期、过敏性疾病的辅助治疗等，大量静脉注射用于克山病的治疗。

由于维生素 C 具有较强的还原性和酸性，所以与许多药物都不能随意搭配使用。在临床用药或家庭用药时，如需使用下表中所列药物，最好更换给药途径，或间隔使用，以避免产生不良反应。

表 8　与维生素 C 存在搭配禁忌的几类药物

	抗菌药物	非甾体类药物	碱性药物	其他维生素	抗凝血类药物	其他药物
维生素 C	四环素类	阿司匹林	碳酸氢钠	维生素 B 族	肝素	磺胺类
	红霉素	氨基比林	谷氨酸钠	复合维生素 B	华法林	草酸盐类
	青霉素		氨茶碱	维生素 K_3		钙剂
	甲硝唑			叶酸		
	氨基糖苷类					

盐酸氨溴索注射液配伍禁忌

盐酸氨溴索注射液适用于治疗伴有痰液分泌不正常及排痰功能不良的急性、慢性肺部疾病，其和某些抗菌药物联用时易产生白色沉淀或者絮状物等，从而导致治疗效果不佳，甚至引发严重的毒副反应。

盐酸氨溴索注射液 pH 值为 5.0，其游离碱不溶于水，因此与呈碱性或者 pH 值相对较高的药物溶液混合时，可促进氨溴索析出并产生沉淀。因此，在混合使用时，要保证溶液 pH 值<6.3。

盐酸氨溴索注射液与 2 种及以上药物混合时，若操作不规范，可使药物对冲瞬间的 pH 值发生急剧变化，进而导致氨溴索短时间内析出。此外，需要谨慎对待盐酸氨溴索注射液与中成药注射剂的联合使用。

与盐酸氨溴索注射液存在搭配禁忌的常见药物有如下几类:

(1)喹诺酮类:如左氧氟沙星。

(2)硝基咪唑类:如甲硝唑、替硝唑。

(3)青霉素类:阿莫西林克拉维酸钾、美洛西林。

(4)头孢类药物。

(5)质子泵抑制剂:如奥美拉唑、泮托拉唑。

(6)中成药:如鱼腥草注射液、复方丹参注射液、清开灵注射液、灯盏细辛注射液、热毒宁注射液等。

(7)其他类药物:如碳酸氢钠注射液、阿昔洛韦、氨茶碱、呋塞米等。

不可与柚子同服的药物

柚子为芸香科柑橘属乔木柚的果实,酸、甜、苦味兼具,营养价值很高,因皮厚而耐储藏,一般存放 3 个月仍可食用,故有“天然水果罐头”之称。柚子中富含类胰岛素、果胶、维生素、矿物质和粗纤维等活性成分,有抑菌、降血压、降血糖、抗氧化及减肥、止咳化痰、助消化、通便等功效。

然而,柚子与很多药物都是“死对头”,有些药物与柚子(尤其是柚子汁)同服相当于服毒。因为柚子中含有呋喃豆香素、柚皮素、佛手柑素等活性成分,能够抑制人体内代谢酶的活性,从而影响药物的代谢及排泄,导致药物在人体内大量蓄积,从而产生不良反应,甚至中毒或其他未知的后果。

目前能够确定的不能与柚子同服的药物约有 85 种，其中大多数药物均是临床常用药物。

表 9　不可与柚子同食的药物

药物种类	代表药物
降压药物	硝苯地平、尼群地平、拉西地平
降脂药物	阿托伐他汀、辛伐他汀
安眠药物	地西泮、咪达唑仑
避孕药物	左炔诺孕酮片
抗过敏药物	特非那定、非索非那定、西替利嗪
免疫抑制类药物	环孢素、他克莫司

研究发现，部分人群喝了柚子汁之后服用上述药物，血药浓度会比用同等量的水服药升高几倍甚至几百倍；喝柚子汁后隔一段时间再服药，柚子汁对血药浓度的影响仍能持续 24 小时左右，一般 3～7 天后，柚子汁的作用才会渐渐消失。因此，安全起见，服药前 3 天以及服药后 6 小时均应避免吃柚子或喝柚子汁。

此外，葡萄柚、橙子以及柑橘等芸香科植物的果实、果皮均含有橙皮素或者柚皮素，会影响药物的代谢和排泄，所以服药期间尽量避免食用这些水果。

防不胜防："大众病"预防要提早，选对药物是关键

骨质疏松症的规范治疗

骨质疏松症是最常见的骨骼疾病，是一种因骨强度降低、脆性增加而致使易发生骨折的全身性骨病。人的身体由206块骨头连接组成，一旦骨质疏松，整个身体就会像豆腐渣工程一样，无法承受相应的重量，容易出现骨折等种种问题。由于骨质疏松的发展是长期的、隐蔽的，所以骨质疏松症又被称为"沉默的杀手"。骨质疏松症分为原发性骨质疏松症和继发性骨质疏松症两类。其中，原发性骨质疏松症又包括停经后骨质疏松症（Ⅰ型）、老年性骨质疏松症（Ⅱ型）、特发性骨质疏松症（包括青少年型）三类。继发性骨质疏松症（占10%）主要由药物及内分泌系统疾病等引起。

双膦酸盐类药物是目前临床上应用最广泛的骨质疏松症治疗药物，其能特异性结合到骨重建活跃部位，抑制破骨细胞功能，从而有效抑制骨吸收。双膦酸盐类药物总体安全性较好，但可能会出现一些不良反应。

表 10　双膦酸盐类常用药物对比

	阿仑膦酸钠	唑来膦酸	利塞膦酸钠	依替膦酸钠	伊班膦酸钠
适应证	绝经后骨质疏松症、男性骨质疏松症、糖皮质激素诱导的骨质疏松症	绝经后骨质疏松症	绝经后骨质疏松症、糖皮质激素诱发的骨质疏松症	绝经后骨质疏松症、药物引起的骨质疏松	绝经后骨质疏松症
用法	空腹，保持直立	静脉注射，一年一次	空腹，保持直立	两餐间服用	静脉注射，每三个月一次
注意事项	胃及十二指肠溃疡、反流性食管炎患者慎用，肌酐清除率 < 35ml/min 者禁用	肌酐清除率 <35ml/min 者禁用	胃及十二指肠溃疡、反流性食管炎患者慎用，肌酐清除率 < 35ml/min 者禁用	肾功能损害者、孕妇及哺乳期妇女慎用，肌酐清除率 < 35ml/min 者禁用	肌酐清除率 < 35ml/分禁用

骨质疏松症的治疗应至少坚持一年，一般为 3～5 年。目前建议口服双膦酸盐类药物治疗 5 年，静脉输注双膦酸盐类药物治疗 3 年，然后对骨折风险进行评估。如为低风险，可考虑实施药物假期，停用药物；如骨折风险仍高，可以继续使用双膦酸盐类药物或换用其他药物进行治疗。

确诊骨质疏松症不要害怕，只要规范化治疗，科学调整生活方式，一般都能很好地控制病情的发展。

碳酸钙与乳酸钙的选用建议

表 11 碳酸钙和乳酸钙对比

	碳酸钙	乳酸钙
钙含量	40%	15%
口感	难溶于水,无味,口感较涩	极易溶于热水,乳酸味
吸收	钙含量高,但难溶于水,需要消耗大量胃酸分解,因此常出现恶心等不良反应	不需胃酸分解,吸收性好,对胃肠刺激小

宝爸宝妈们要根据孩子自身情况为其选择钙剂,要按照医嘱进行补充。碳酸钙制剂钙元素含量高,价格相对较低,生物利用度尚可,可作为儿童补钙首选。如果孩子年龄尚小,肠胃不好,且对口味有要求,则可以选择对胃肠道刺激较小的乳酸钙。

缺铁性贫血的治疗措施

相关研究资料显示,贫血患者现已占世界人口的1/4以上,其中约有一半是由缺铁造成的。缺铁的预防和治疗对女性、儿童以及低收入国家群体来说极为重要,已成为一个重要的公共卫生目标。缺铁性贫血是因铁摄入不足和吸收代谢障碍等原因导致体内贮存铁耗竭,不能满足生成红细胞的需要,导致血液中血红蛋白含量减少的一种贫血类型。

一般来说,无论有无症状,缺铁性贫血患者和缺铁但不贫血者都应当接受治疗,因为如果不纠正缺铁的基础病因并补足铁储备，就会有进一步发生器官损害/缺血和贫血加重的风险。

一、常见临床表现

早期缺铁性贫血常无症状或有一些非特异性症状，如容易疲劳、乏力等。随着贫血程度加重，可出现下列表现。

(1)常见症状：疲乏无力、心慌、气短、头晕、眼花，严重者可出现面色苍白、口唇黏膜和睑结膜苍白、肝脾轻度增大等表现。

(2)身体和智力发育障碍：幼儿可出现烦躁、易激惹等表现，学龄儿童可出现注意力不集中、记忆力下降等表现。

(3)活动和劳动耐力降低：多见于成年人，易疲劳，工作效率降低。

(4)免疫功能和抗感染能力下降：多见于小儿，易发生感染。

(5)易出现消化道炎症：常见口腔炎、舌炎、舌乳头萎缩、胃炎等。

(6)皮肤毛发病变：常见毛发干枯脱落，指(趾)甲缺乏光泽，薄脆而易折，并有直的条纹状隆起，严重者指(趾)甲变平，甚至凹下呈勺状。

(7)其他表现：有些患者出现异食癖，即有嗜食泥土、煤球、石灰、墙泥、生米等怪癖；还可出现抗寒能力降低、月经紊乱、吞咽困难或吞咽时有梗阻感等表现。

二、药物治疗

缺铁性贫血通常需通过补充铁剂来治疗。除非为重度贫血且血流动力学不稳定，否则不建议通过输血来治疗。

1. 补铁剂量的计算

总缺铁量[mg]=体重[kg]×(血红蛋白目标值-实际值)[g/L]×0.238+贮存铁量[mg]

贮存铁量=10mg/kg 体重(人体中贮存铁总量<700mg)

2. 常用的补铁制剂

对于无并发症的缺铁患者,口服铁剂是一种经济且有效的维持铁代谢平衡的方式。

表 12　常用口服铁剂对比

药品名称		剂型	规格	元素铁含量(每毫克或每毫升液体含铁量)
富马酸亚铁(每毫克矿物盐含有33%的元素铁)	美国商品	片剂	324ng/325mg	106mg
		颗粒	100mg	33mg
	国内	片剂	200mg	66mg
硫酸亚铁(通常每毫克矿物盐含有20%~30%的元素铁,但可能会因制造商而异)	美国商品	液体	1ml	15mg(有多种浓度,需仔细甄别)
			5ml	44mg
			5ml	60mg
		片剂	200mg	65mg
	国内	片剂	300mg	60mg
		缓释片	450mg	90mg
葡萄糖酸亚铁(每毫克矿物盐含有10%~14%的元素铁)	美国商品	片剂	240mg	27mg
			256mg	28mg
			324mg/325mg	38mg
	国内	糖浆	2.5%(10ml ∶ 0.25g)	约 27mg
			3%(10ml ∶ 0.3g)	约 38mg

续表

药品名称		剂型	规格	元素铁含量(每毫克或每毫升液体含铁量)
多糖铁复合物(除了元素铁,还提供叶酸或叶酸和维生素 B_{12})	美国商品	液体	1ml	15mg(有多种浓度,需仔细甄别)
			5ml	125mg
		胶囊	均以元素铁含量计算	200mg、150mg、50mg
	国内	胶囊	150mg/粒(以元素铁含量计算)	150mg

备注:目前没有明确数据表明这些制剂中的任何一种比其他制剂更有效或副作用更少。最合适的剂型是含亚铁盐的液体剂或片剂。

3. 口服铁剂的用法

每日给药与隔日给药——只要患者能遵守服药安排,通常建议隔日服药;更易执行的方案为每周一、三、五(或每周二、四、六)服药。

每日给药剂量——没有理由每日给药超过 1 剂。

每剂的铁含量——隔日给药或每周一、三、五给药的铁含量尚不确定,可以根据患者个人偏好和耐受性来决定。

成人缺铁的推荐治疗方案是每日补充元素铁。但目前越来越多的数据表明,隔日给药的铁吸收情况几乎与每日给药相当,甚至更好,且不良反应更少。

口服铁剂是缺铁性贫血患者常用的治疗方法之一,其优势在于方便、经济,无须建立静脉通路或监测输注过程,避免了出现输注反应和全身性过敏反应的可能性。对于婴儿、儿童和青少年群体以及医疗资源有限地区的患者来说,口服铁剂通常是首选。

加巴喷丁与普瑞巴林的选用建议

加巴喷丁和普瑞巴林均为抑制性神经递质 γ-氨基丁酸(GABA)的衍生物。二者均可作用于钙离子通道 α2δ 亚单位，以抑制钙离子内流，并随之抑制兴奋性神经递质的释放。但研究表明，普瑞巴林对钙离子通道 α2δ 亚基的亲和力比加巴喷丁高(40nmol/L：32 nmol/L)。

表 13　加巴喷丁与普瑞巴林的药动学比较

	加巴喷丁	普瑞巴林
给药途径	口服	口服
生物利用度(%)	50~60	≥90
表观分布容积(L/kg)	0.8	0.5
血浆蛋白结合率(%)	<3	0
血样浓度达峰时间(h)	1~3	1.5
消除半衰期(h)	5~7	6
代谢与排泄	肾脏原型排出	肾脏原型排出
妊娠期分级	C	C
哺乳期分级	L2	L3

一、用药方案

表 14　加巴喷丁用药方案

适应人群	用药方案
成人及 12 岁以上青少年	第一天:晚上服用 第二天:中午、晚上服用 第三天:早晨、中午、晚上服用 后续治疗:根据疼痛缓解程度及患者耐受程度,增加剂量,直到最大剂量
3~12 岁儿童	初始剂量:一天 3 次,约 3 天起效 5 岁及以上儿童:按体重计算剂量,一天 3 次 3~4 岁儿童:按体重计算剂量,一天 3 次

表 15　普瑞巴林用药方案

	用药方案
起始剂量	小剂量开始,可在 1 周内视疗效及患者耐受度增加至每次 150mg
剂量调整	若 2~4 周后疼痛未得到充分缓解,可逐渐增加剂量

二、注意事项

患者在服用加巴喷丁、普瑞巴林期间需要进行药学监护。

1. 服用加巴喷丁期间注意事项

(1)若治疗期间出现过敏反应或血管性水肿症状,需要停药并及时处理。

(2)若出现胰腺炎，需要立即就诊。

(3)抗酸药物会降低加巴喷丁生物利用度，应间隔2小时服用。

(4)需关注精神方面症状，例如自杀意念或行为、抑郁、行为异常等。

2. 服用普瑞巴林期间注意事项

(1)需关注中枢神经系统症状，如嗜睡、眩晕、运动失调等。

(2)若治疗期间体重增加，需考虑使用剂量。

(3)开始使用或长期使用需要关注血管性水肿症状。

(4)心衰患者，尤其是Ⅲ级或Ⅳ级心功能患者慎用。

(5)需关注过敏反应。

辨证使用感冒中成药

感冒是我们日常生活中最为常见的疾病，主要临床表现为鼻塞流涕、喷嚏、咽痒或痛、恶寒发热等。感冒药作为家中常备药物，大多为非处方药，需要消费者自行辨别购买。

中医认为，感冒是感受触冒风邪引起的常见外感疾病。人体卫气充足时，可以抵御外部邪气的侵袭；若外部邪气胜于卫气，邪气侵袭肌表便形成表证；若自身卫气虚弱，不足以抵抗邪气，也可导致外感邪气。

风邪致病有外因和内因之分。外风本指自然界中因空气流动而形成的一种气候或环境状态,为春季的主气,属六气之一。但这种气候或环境状态能使正气虚弱或体质易感的人发生疾病。内风则是由多种原因引起的、由于体内阳气亢逆变动所形成的病理状态,与肝的病变密切相关。外风与内风虽有区别,但在临床上都有发病迅速、变化多端的特点。因此应当辨证论治。

1. 感冒的类型及常用中成药

(1)风寒感冒:风寒感冒是风邪挟寒邪引起的疾病,通常表现为恶寒较重、发热较轻、头痛无汗、鼻塞不通、咳嗽痰稀、咽痒、舌苔白、脉浮紧等症状。治疗风寒感冒应当采用辛温解表、宣肺散寒之法。

常用中成药:荆防颗粒、九味羌活丸、风寒感冒颗粒、感冒清热颗粒、感冒软胶囊等。

(2)风热感冒:风热感冒是风邪挟热邪引起的疾病,通常表现为发热较重、恶寒较轻、口干欲饮、咽喉红肿、咳嗽痰多而稠浊、咽喉红肿疼痛、舌苔薄黄、脉浮紧等症状。治疗风热感冒应当采用辛凉解表、宣肺清热之法。

常用中成药:风热感冒颗粒、双黄连口服液、银翘解毒丸、桑菊感冒颗粒、感冒清胶囊等。

(3)气虚感冒:气虚感冒主要是由卫气虚弱导致的,所以同时伴有身体倦怠、咳嗽无力、痰白、舌淡苔白、脉浮而无力等症状。治疗气虚感冒应采用益气解表之法。

常用中成药:参苏丸、人参败毒散等。

(4)时行感冒(流行性感冒):时行感冒与风热感冒症状相似但更重,且病因不同(多为流感病毒所致),通常表现为高热怕冷、寒战、头痛剧烈、全身酸痛、疲倦无力、舌质红、苔黄、脉浮数有力等症状。治疗时行感冒应采用清热解毒、疏风透表之法。

常用中成药:清瘟解毒片、维C银翘片、连花清瘟胶囊等。

2. 服药注意事项

日常生活中,人们常常选用中西药复方制剂来治疗感冒,这些复方制剂若使用不当,会导致药物蓄积而中毒。因此,应避免重复使用相同组分的药物。

麻黄是发汗解表的第一要药。很多感冒药都含有麻黄碱成分,如通宣理肺丸、小青龙合剂等。一些感冒药还含有对乙酰氨基酚(如感速康胶囊、维C银翘片、感冒清片、复方感冒灵片等),具有良好的退热功效,但超剂量使用会增加肝损伤的风险。

中药与某些西药不可同时服用,因为中药成分复杂,可能会与西药中的成分发生反应。如果无法把握药物的配伍禁忌,最好在服药前咨询医生或药师。用药不起效要及时就医,请医生根据病情做出判断,正确用药,以免延误病情。

趋利避害:识别药物副作用

肠内营养腹泻的解决办法

肠内营养(EN)是指经过消化道给予较全面营养素的方法,有口服和管饲两种给予途径,是最符合生理、最经济的改善和维持患者营养的治疗措施。

1. 肠内营养腹泻的主要引发因素

(1)肠内营养日剂量:肠内营养日剂量每增加 100ml,发生腹泻的风险就增加 0.4%,即肠内营养日剂量与腹泻发生风险呈正相关性。肠内营养的剂量越大,输注速度越快,腹泻的发生率越高。

(2)给予肠内营养前禁食:给予肠内营养前禁食患者发生腹泻的概率是非禁食患者的 24.5 倍。禁食期间,肠道因没有食糜刺激而导致黏膜层绒毛高度和绒毛细胞增殖率逐渐降低,肠道功能受损。禁食时间越长,肠黏膜萎缩越严重,进而引起吸收障碍。

(3)合并用药:如口服钾制剂、促胃动力药物、抑酸药物、抗菌药物等。

2. 肠内营养腹泻的应对措施

(1)避免短时间内大量输入,同时要密切关注患者的胃肠道排空情况,定时回抽胃内容物。应遵循剂量由少到多、由慢到快的输注原则,并根据患者具体情况适时调整剂量和输注速度。此外,可将营养液温度保持在37℃左右,让其接近人体正常体温。

(2)肠内营养给予前期可输注温开水、0.9%生理盐水、10%葡萄糖溶液等,待肠道适应后再慢慢给予营养制剂,从而降低肠内营养期间腹泻发生率。

(3)补充谷氨酰胺、益生菌制剂、膳食纤维等有助于降低腹泻发生率。

总之,规范正确使用肠内营养支持治疗可以改善肠黏膜屏障功能,并利于腹泻的控制。

药物过敏反应的诱发与预防

药物过敏反应也称变态反应或超敏反应,属于异常的免疫反应,其发生机制是抗原抗体的相互作用,即致敏药物作为一种抗原进入机体后,刺激机体产生特异性抗体,使机体处于致敏状态,当同类药物再次进入机体时,便与相应抗体相结合,从而引发过敏反应。

通常,超敏反应分为四种类型,即Ⅰ型超敏反应(也称速发型超敏反应,具有明显的个体差异和遗传倾向性)、Ⅱ型超敏反应(又称细胞毒型超敏反应或细胞溶解型超敏反应)、Ⅲ

型超敏反应(又称免疫复合物型超敏反应)、Ⅳ型超敏反应(又称迟发型超敏反应)。

抗癫痫药物(如卡马西平、苯巴比妥、苯妥英钠)、抗生素(如β-内酰胺类、磺胺类、抗结核病药等)、抗病毒类药物、非甾体类抗炎药(如布洛芬、双氯芬酸钠)、别嘌醇和柳氮磺吡啶等易引起超敏反应。

为了预防超敏反应,有时需要对药物(尤其是β-内酰胺类抗菌药物)进行皮试。对于β-内酰胺类抗菌药物、围手术期药物、肝素、铂盐、对比剂引起的速发型超敏反应,皮肤试验的敏感性为中等至较高。

对于一些药物,皮肤试验的价值并未得到充分证明,如抗高血压药物、除TNF拮抗剂和奥马珠单抗外的生物制剂、激素、糖皮质激素和胰岛素、非β-内酰胺类抗生素、非铂类化疗药物、除吡唑啉酮之外的非甾体抗炎类药物、阿片类药物、血清免疫球蛋白和疫苗等。

超敏反应一般发生在少数患者身上,和药物已知作用的性质无关,和剂量无线性关系,反应性质各不相同,不易预知。在进行药物过敏试验时应注意:①过敏试验前应详细询问过敏史、用药史、家族史,对有青霉素过敏史者应禁止做过敏试验;②避免在饥饿、剧烈运动、麻醉的情况下做皮试;③在皮内试验和用药过程中应严密观察过敏反应,很多严重的药物过敏反应发生在药物注射后5~15分钟以内,因而注射后应在室内停留20分钟(尤其是首次注射青霉素者),以便发生过敏时及时抢救;④试验中如有心慌、胸闷、气促、出冷汗、恶心、呕吐等不适,应及时告知医务人员;⑤使用青霉素停药 3 天后再用或更换青霉素不同批号,以及破伤风抗毒素停药 1 周后再次使用,须重做皮内试验。

肿瘤化疗相关性血小板减少症的“拯救者”

肿瘤化疗相关性血小板减少症(CIT)是指抗肿瘤化疗药物对骨髓巨核细胞产生抑制作用,导致外周血中血小板计数低于 100×10^9/L 的一种常见的血液学毒性反应,可使患者不能耐受肿瘤化疗,是肿瘤治疗面临的难题之一。目前用于治疗 CIT 的药物主要有重组人血小板生成素(rhTPO)与重组人白介素-11(rhIL-11)。

1. rhTPO 与 rhIL-11 来源

rhTPO 是采用现代基因工程技术,以原核或真核细胞为宿主进行分泌表达的全长糖基化蛋白类物质,具有与内源性血小板生成素相似的升高血小板的作用。

rhIL-11 利用现代基因工程技术在大肠杆菌中通过 DNA 重组方法产生,可以刺激造血祖细胞的成熟分化,具有促进造血、抑制自身免疫、抗炎及保护黏膜上皮等作用。

2. rhTPO 与 rhIL-11 临床应用特点的比较

表 16 rhTPO 与 rhIL-11 临床应用特点比较

	rhTPO	rhIL-11
作用部位	调控巨核细胞分化、成熟的全过程,并且促进巨核细胞形成和释放血小板	仅作用于巨核细胞分化早期阶段
对红系和粒系的作用	影响较少	具有一定的刺激作用
表达系统	中国仓鼠卵巢细胞,不含内毒素	大肠杆菌 DNA 提取,易含有内毒素
起效时间	约 1 周可起效,2 周达到作用高峰	通常需要 2 周起效
半衰期	40. 2±9. 4h	6. 9±1. 7h
使用剂量	300U/kg	25~50μg/kg

警惕甲氧氯普胺引起的锥体外系反应

锥体外系指在中枢锥体系以外的连接大脑皮层、基底神经节、丘脑、小脑网状结构及神经元的神经束和传导系统,是人体运动系统的组成部分,主要功能是调节肌张力和协调肌群的运动,为锥体系进行精细的随意运动提供支持。因此,当其发生病变时就会直接或间接地影响随意运动。锥体外系的调节功能有赖于其调节中枢的神经递质多巴胺和乙酰胆碱的动态平衡,当多巴胺减少或乙酰胆碱相对增多时,可出现胆碱能神经亢进症状,即锥体外系反应。锥体外系反应的临床表现主要有四种,即类帕金森综合征、急性肌张力障碍、静坐不能、迟发性运动障碍。

锥体外系反应是甲氧氯普胺药物使用者的常见不良反应,常见症状包括局部僵硬、肌肉不随意收缩、抽搐、震颤等,大多数不良反应在用药1天内出现。甲氧氯普胺具有剂量限制性毒性,小剂量发生率约为5.9%,大剂量发生率可达50%,安全剂量亦可因阻断多巴胺受体使胆碱能神经相对亢进而导致锥体外系反应。

锥体外系反应的预防措施有如下几项:

(1)对于必须长期或大剂量使用甲氧氯普胺的患者,为了尽可能避免发生锥体外系反应,必要的时候可以合用抗胆碱能药物。

(2)若明确诊断出现锥体外系反应,需立即停用药物,密切观察、检测患者的下肢震颤情况,进一步确定可用药物。通常甲氧氯普胺导致的锥体外系反应是可逆的,在停药或对症治疗后即可恢复。一般患者停药后不需要进行特殊治疗;对于比较严重的患者,可给予对症治疗或使用药物对抗,如抗胆碱能药物(如阿托品、东莨菪碱、苯海索)、肌肉松弛剂(如地西泮)、抗组胺药(如异丙嗪)。

(3)应避免将甲氧氯普胺与吩噻嗪类药物(如氯丙嗪等)合用,因该类药物亦有引起锥体外系反应的可能,从而加重病情。

总之,使用甲氧氯普胺药物时需要认真阅读说明书,医务人员应及时告知患者可能出现的不良反应,密切观察患者用药后的临床表现,出现局部僵硬、肌肉不随意收缩、抽搐、震颤等症状时,应及时就医。

让人"又爱又恨"的甲氨蝶呤

服用甲氨蝶呤会产生多种不良反应,且轻重程度差异较大,主要受服用剂量和治疗方案影响。用于治疗类风湿性关节炎和其他疾病时,通常需长期低剂量服用;用于治疗恶性肿瘤时,需周期性使用并且剂量相对较大。

使用高剂量或低剂量甲氨蝶呤治疗疾病时,可能出现危及生命的肝毒性、肺损伤和骨髓抑制等风险,肾毒性一般是高剂量使用时易出现的风险。

大多数患者会在某个时间以某种形式出现以下一种或多种毒性反应,如恶心、胃部不适、粪便稀薄、口炎或口腔疼痛、肝脏化学指标异常、斑点状皮疹、头痛、乏力、不能集中精力、脱发、严重的骨髓抑制等。

对症治疗措施如下:

(1)恶心——可服用组胺 H2 受体拮抗剂(如口服雷尼替丁)或质子泵抑制剂(如口服奥美拉唑)。

(2)口炎——对于有轻至中度口炎的患者,可逐步增加叶酸剂量直至毒性得到控制。

(3)肝脏化学指标异常——肝酶升高可发生于任一甲氨蝶呤治疗过程,给药频率超过一周一次的患者表现更明显。

肝酶通常在停药后 1 个月内恢复正常。

(4)皮疹——建议减少甲氨蝶呤剂量，如果减量无效，则停用该药，因为皮疹很可能是超敏反应的表现。

(5)神经毒性——如果出现严重头痛、乏力和不能集中精力这类症状，需要减少药物剂量，某些患者需要停药。

(6)血液系统异常——根据临床经验，若患者的平均红细胞体积增至约 110um^3，需停用甲氨蝶呤。

一般而言，长期使用低剂量甲氨蝶呤的患者，推荐使用叶酸治疗。亚叶酸仅应用于对叶酸疗效不满意的患者。

丙泊酚注射液临床使用注意事项

丙泊酚是一种静脉麻醉药物，又称异丙酚，常用剂型为注射剂，具有起效快、诱导平稳、持续时间短、苏醒快而完全等特点，咳嗽、呃逆等不良反应相对较少。目前被广泛用于围手术期麻醉诱导及维持，也常用于加强监护患者，以起到镇静作用。

丙泊酚虽具有上述优点，但在临床应用过程中还是会受到限制，原因在于其会引起严重的注射痛。丙泊酚是一种高脂溶性药物，难溶于水，原本不符合临床静脉给药的要求，但随着载药脂肪乳剂的研发，这种以大豆油为油相、蛋黄卵磷脂为乳化剂，加入甘油和注射用水制成的脂肪乳剂，成了丙泊酚静脉用药的载体。其中，水相中游离的丙泊酚浓度是引发注射痛的主要因素。丙泊酚中/长链脂肪乳注射液的注射痛发生率更低。长链甘油三酯需要通过肝脏细胞膜上的肉毒碱载体进入肝脏代谢，这会增加肝脏的负担，引起肝脏损伤。中链甘油三酯不需要载体就可以直接进入肝脏代谢，对肝脏几乎没有损伤，而且代谢较快，不会导致血脂升高。

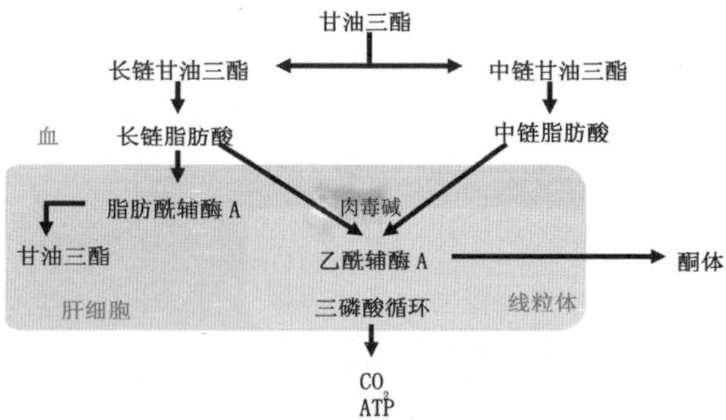

图 3　甘油三酯代谢途径

临床上使用丙泊酚注射液需要重点考虑患者的痛觉敏感度、血脂水平、肝脏方面的疾病等因素。

地高辛中毒表现

地高辛属于强心苷类药物，临床上主要用于射血分数下降的心力衰竭的治疗，但会导致洋地黄中毒。因此，用药前需要检测电解质，要把各种电解质水平尤其是钾离子水平调到正常范围内；用药期间也要密切监测各种电解质水平，尤其是钾离子的浓度（中毒的重要血清标志物）。

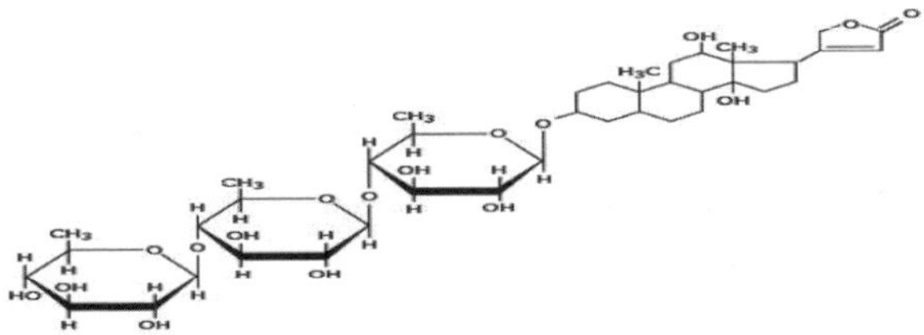

图 4　地高辛结构式

地高辛治疗指数低、安全范围窄,除用药剂量外,影响其吸收、分布和清除的因素发生改变均会影响血药浓度,从而诱发地高辛中毒。心律失常是地高辛中毒最危险的临床表现。此外,还会出现胃肠道(厌食、恶心、呕吐等)、神经系统(意识模糊和无力)、视觉改变(色觉改变、暗点或失明)等临床症状。如果怀疑地高辛中毒,则需要检测地高辛浓度、血钾浓度、肌酐和尿素氮水平,同时进行心电图检查等。

地高辛中毒与血钾浓度存在密切关系:①低血钾易引起心肌细胞失钾,可提高心肌自律性,即使在一般治疗剂量下,也易引起心律失常,并降低地高辛的正性肌力作用;②地高辛可抑制骨骼肌、肝细胞等组织摄取钾,因而中毒时血钾不低并不能排除心肌失钾;③钾与地高辛会竞争在心肌上的结合点,钾与心肌的结合比较疏散,而地高辛与心肌的结合比较牢固,结合后钾并不能把地高辛置换出来,因此在应用地高辛时,防止发生低血钾比发生低血钾后再去纠正更重要。

地高辛的治疗血清浓度参考范围是 0.8~2ng/ml(1.0~

2.6nmol/L)，但是血清地高辛浓度不一定与毒性反应相关。怀疑急性地高辛中毒，若在摄入后1～2小时内至急诊科就医，接受活性炭治疗可能有效，但是要在确保患者清醒并能充分保护气道的情况下，再给予活性炭。

孟鲁司特钠儿童用药须知

1.适应证

(1)适用于1岁以上儿童哮喘的预防和长期治疗，包括预防白天和夜间的哮喘症状，治疗对阿司匹林敏感的哮喘患者以及预防运动诱发的支气管收缩。

(2)适用于减轻过敏性鼻炎(2～5岁儿童的季节性过敏性鼻炎和常年性过敏性鼻炎)引起的症状。

2.服用时间

哮喘患者应在睡前服用，过敏性鼻炎患者可根据自身情况按需服药。同时患有哮喘和过敏性鼻炎的应每晚用药一次。因为根据人体糖皮质激素昼夜分泌规律，夜间是分泌最少的时候，睡前服用可以降低夜间哮喘的发生概率。

3.服用方法

方法1：直接服用。

方法2：与一勺室温或冷的软性食物(如苹果酱)混合服用。

方法3：溶解于一茶匙室温或冷的婴儿配方奶粉或母乳中服用。

4. 注意事项

(1)孟鲁司特钠颗粒的主要成分为孟鲁司特钠,其稳定性较差,对光敏感,见光后易转化为顺式异构体,而顺式异构体对治疗无效。因此,孟鲁司特钠颗粒不能用水冲服,但在服药后可以饮水。果酱、母乳和婴儿配方奶的遮光性较好,故可混合服用。

(2)服用时才能打开包装袋,打开包装袋后应立刻(15分钟内)服用全部的剂量。

(3)与食物、婴儿配方奶粉或母乳混合后不能保存至下次服用。

实践真知:让药学科普走进百姓日常生活

警惕网红药物的潜在风险

近些年,不少消费者痴迷于购买海外药品、保健品,他们认为海外对药品、保健品的监管更严,质量和效果更好,甚至没有副作用。但是,任何药品、保健品都会或多或少地产生一定的副作用,不管是中国的还是外国的。很多消费者购买这些药品和保健品时连具体成分都不知道,主打一个盲目跟风。

下面具体介绍几类代表性药物。

1. 解酒药

名称:笑脸解酒糖

主要成分:姜黄、韩方郁金

姜黄、郁金这两味中药并没有解酒的功效。有些人吃了笑脸解酒糖后感觉其有解酒的作用,可能是因为郁金发挥了保肝利胆的效用。

2. 眼药水

名称:FX 眼药水、参天玫瑰眼药水等

主要成分:甲基硫酸新斯的明、盐酸四氢唑林、氯苯那

敏、苯二甲烃铵氯化物等

甲基硫酸新斯的明可以收缩睫状肌,也就是缩瞳。瞳孔缩小后,聚焦会改善,相当于眯着眼睛看东西,因此使用后会感觉看东西更加清楚了。但若长时间使用会造成睫状肌功能异常,眼睛会更加疲劳,还会出现干涩、发痒等症状。盐酸四氢唑林具有收缩血管的作用,滴后眼红会立即消失,但这种"退红"只是暂时的,频繁使用会产生依赖,最终造成眼部血管粗大,损害眼部健康。盐酸四氢唑林还有轻度扩瞳作用,存在导致部分人特别是中老年人急性闭角型青光眼发作的潜在危险。氯苯那敏,就是我们常说的扑尔敏,是感冒药的常见成分,它是通过抗组胺来发挥抗过敏作用的,用后可缓解眼睛发痒的症状。苯二甲烃铵氯化物是一种防腐剂,长期使用含有防腐剂的眼药水,会对眼表杯状细胞造成损伤。

3. 保健品

名称:澳大利亚 BLACKMORES 保健品

成分:各种维生素和矿物质、天然的紫锥花

对于营养均衡的孩子,长期服用多种维生素或锌等矿物质对身体可能有害,维生素 C 预防感冒和治疗感冒的证据缺乏。紫锥花虽有消炎杀菌、抵抗病毒的功效,但也不建议长期服用。

4. 外用药

名称:无比滴

成分:苯海拉明、薄荷醇、樟脑、地塞米松等苯海拉明可止痒，中枢抑制作用强，因此《中国国家处方集（儿童版）》中没有收载此药，美国版本的说明书强调苯海拉明外用制剂禁用于婴幼儿。樟脑也不适用于婴儿。

目前，市面上的很多网红药来路不明，药效难辨，有的药物甚至标榜“立竿见影”“全球最好”。而且，很多网红药都是通过QQ、微信等平台售卖，存在隐蔽性强、流动性大、维权难等特点。因此，消费者切不可盲目迷信海淘网红药，服用前一定要详细了解其成分。如果国内有同样疗效的药品，建议优先到医院或药店购买；如果国内没有，建议从正规的渠道购买。注意，一定要在医生的指导下正确服用。

口服氯化钾注射液可行但需谨慎

钾是人体中重要的微量元素之一。人体血钾浓度的正常范围为3.5~5.5mmol/L，当血钾浓度降至2.5mmol/L以下时，会出现严重的心率失常，甚至威胁生命安全。因此，低钾血症患者需要及时口服或者静脉补钾。氯化钾注射液主要用于治疗低钾血症，关于其能否口服，有人支持，有人反对。

1. 反对者：注射剂不能口服

原因主要有以下几点：①药物之所以制成针剂使用，是因为其在胃肠道内不稳定，不能够被充分吸收，生物利用度低，达不到预期的治疗效果；②部分药物给药途径不同，则药理作用不同；③部分药物口服对胃肠道刺激较大，所以静脉给药；④注射剂药物的含量普遍大于口服剂，剂量不易掌握；

⑤部分药物的注射剂需要进行皮试,如果直接口服可能造成严重的过敏反应。

2. 支持者:氯化钾注射液可以口服

氯化钾注射液口服比氯化钾口服制剂更具优势:①氯化钾注射液静脉给药需要控制浓度以及滴速,且易使人体摄入大量液体,从而增加心脏负担,不利于疾病的治疗;②从药物安全方面考虑,对于具有相同药效的制剂,能口服的应首选口服给药,不推荐静脉给药;③口服补钾不会导致血钾骤然升高而引起不良反应,相对来说更加安全;④静脉补钾容易发生静脉炎;⑤口服补钾可以节约医疗资源。

根据临床经验,不能配制氯化钾口服溶液的医疗机构可将氯化钾注射液作为临床快速补钾的口服制剂使用。对于需要严格控制摄入液体量的患者,口服氯化钾注射液也是一种有效的途径。由于氯化钾注射液口感苦涩,难以下咽,患者依从性差,所以可将氯化钾注射液溶解于果汁或者蜂蜜中服用。

糖皮质激素类药物漏服的处理方法

吃药应遵循按时、定点、足量的原则,不能擅自增减量,更不能擅自停药。发现药物漏服时,要学会"算""补""调"。

糖皮质激素类药物漏服后,具体处理方法如下:

(1)隔日服药方案:如果当日发现忘记服药或次日发现漏服药物,应立即补服,以后的服药时间按照补服时间顺延。

（2）每日服药1次方案：如果当日发现错过服药时间，应立即补服；如果次日发现漏服，则不必补服。

（3）每日服药2次或3次方案：发现漏服时，应立即按量补服；如果在此次服药时发现前一次药漏服，则此次服药量应该加倍。以后仍应按原规定的时间和剂量服药。

常用肠内营养制剂对比

科学研究表明，肠道淋巴组织集结了人体70%～80%的免疫细胞，所以说，如果肠道的防线被破坏了，我们的身体就会出现各种问题。营养治疗是维护细胞、组织、器官的功能，促进患者康复的不可或缺的重要临床治疗手段。

肠内营养是指经过消化道给予较全面营养素的方法，有口服和管饲两种给予途径，是最符合生理、最经济的改善和维持患者营养的治疗措施。肠内营养制剂根据氮源（成分之一）可分为整蛋白型、氨基酸型和短肽型三种。

整蛋白型肠内营养制剂（非要素型）：这类肠内营养制剂以整蛋白或蛋白质游离物为氮源，渗透压接近等渗（300～450mOsm/L），口感较好，适于口服，也可以管饲，适用于胃肠道功能比较好的患者。

氨基酸型肠内营养制剂、短肽型肠内营养制剂（要素型）：这类制剂的基质为单体物质，是包括氨基酸或短肽、葡萄糖、脂肪、矿物质和维生素在内的混合物。

表 17　常用肠内营养制剂对比

药品名	能全素	百普力	能全力	瑞代
通用名	整蛋白型肠内营养剂	肠内营养混悬液(SP)(短肽型)	肠内营养混悬液(TPF)	肠内营养乳剂(TPF-D)
剂型	粉剂	混悬液	混悬液	乳剂
规格	320g	500ml	500ml	500ml
能量密度(Kcal/ml)	4.5kcal/g	1	1	0.9
蛋白质种类	酪蛋白(84%) 大豆蛋白(16%)	水解乳清蛋白	酪蛋白	不含牛奶蛋白
蛋白质含量(g)	15.9	20	20	17
蛋白质能量(%)	14.2	16	16	15
碳水化合物种类	水解玉米淀粉和蔗糖	麦芽糊精	糖、多糖(乳糖<0.125g)	木薯淀粉和谷物淀粉(不含乳糖)
碳水化合物含量(g)	60.7	88	61.5	60
碳水化合物能量(%)	54	69	49	53
脂肪种类	玉米油	植物油	植物油	NA
脂肪含量(g)	15.9	8.5	19.45	16
脂肪能量(%)	31.8	15	35	32
膳食纤维含量(g)	无	无	7.5	7.5
渗透压(mOsm/L)	443mOsm/L	NA	250	320

腹痛并非只由消化道问题引起

腹痛多由腹部器官疾病引起，但腹腔外疾病及全身系统性疾病也可导致腹痛。以下疾病均可出现腹痛症状：

（1）胸部疾病：心肌梗死、肺炎、胸膜炎、心包炎等。

（2）中毒代谢性疾病：糖尿病酮症酸中毒、铅中毒、尿毒症、卟啉病等。

（3）变态反应或结缔组织病：过敏性紫癜、腹型风湿热、大动脉炎、系统性红斑狼疮等。

（4）妇科疾病：宫外孕、盆腔炎、先兆流产等。

（5）神经、精神因素引起的疾病：腹型癫痫、神经官能症等。

治疗时，首先需明确腹痛的原因。如果是功能性疾病所致慢性腹痛，治疗目标不是完全消除疼痛，而是帮助患者正确认识病情，适应慢性疾病，同时尽量帮助其减轻症状，提高生命质量。无论是器质性疾病还是功能性疾病所致慢性腹痛，调整生活方式和饮食习惯，戒除吸烟、饮酒等不良嗜好，避免情绪紧张等均属必要。器质性疾病所致腹痛关键在于治疗原发病。

镇痛药物对某些器质性疾病有效，应用这类药物须遵循WHO的疼痛三阶梯治疗原则：Ⅰ类用药首选非甾体类抗炎药或对乙酰氨基酚，后者不良反应较前者更少；Ⅱ类用药可选择弱阿片类药物，如曲马多；Ⅲ类用药可考虑强阿片类药物，但应控制剂量，注意不良反应并避免成瘾。阿片类镇痛药不仅具有成瘾性,还可能引起胃肠动力障碍(便秘、恶心、呕吐),甚至诱发麻醉品肠道综合征而加重腹痛,故除非是恶性肿瘤等终末期疾病,否则应尽量避免用于腹痛患者。

新型口服抗凝药物的选用

自 20 世纪 30 年代普通肝素问世以来,抗凝药物已走过约 90 年的发展历程。从华法林到第一种口服直接凝血酶抑制剂达比加群的出现,抗凝药物的研发向口服、特异性、直接作用和可逆转的方向发展。

新型口服抗凝药主要包括凝血酶抑制剂(达比加群酯)和凝血因子 Xa 抑制剂(利伐沙班、阿哌沙班、艾多沙班),目前已广泛应用于非瓣膜性心房颤动的抗凝治疗、静脉血栓栓塞症(VTE)的防治、急性冠脉综合征的二级预防、骨科大手术后 VTE 的预防等。

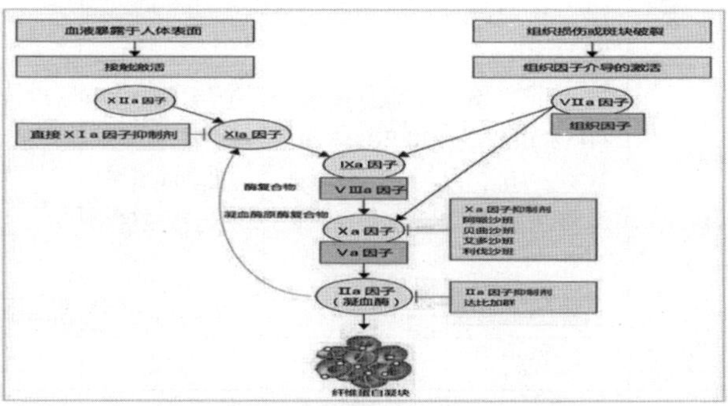

图 5　新型口服抗凝药物的作用机制

1. 特殊人群使用须知

(1)肝功能不全者:可根据肝功能 Child-Pugh 评分来调整药物剂量和种类。

表 18　肝功能不全者口服抗凝药物剂量调整

Child-Pugh 分级	达比加群酯	阿哌沙班	依度沙班	利伐沙班
A 级(5~6 分)	无须减量	无须减量	无须减量	无须减量
B 级(7~9 分)	慎用	慎用	慎用	禁忌
C 级(>10 分)	禁忌	禁忌	禁忌	禁忌

(2)肾功能不全者:根据内生肌酐清除率调整剂量。

表 19　肾功能不全者口服抗凝药物剂量调整

肌酐清除率(ml/min)	达比加群酯	利伐沙班	阿哌沙班	依度沙班
≥50	标准剂量			
30~49	高出血风险者,房颤出血风险评分(HAS-BLED)≥3 分、年龄≥75、中度肾功能不全等需减量	高龄、HAS-BLED≥3 分、中度肾功能不全等需减量	年龄≥80 岁或体重≤60kg,或合并用药需减量	剂量减半
15~29	禁忌	减量	减量	禁忌
禁忌(由肌酐值及内生肌酐清除率决定)	<30	<15	<15	<30

肝、肾功能不全既是出血的危险因素,又是血栓形成的危险因素。不同的新型口服抗凝药物代谢途径及在肾脏的清除率不同,合并肾功能不全或肝功能不全的患者在选择新型口服抗凝药物时,需要综合评估肝、肾功能和身体情况,按需用药。

(3)围手术期病患:对于接受新型口服抗凝药物治疗的患者,如果需要进行手术/操作,建议在择期手术/操作前停药 1~2 天(利伐沙班、阿哌沙班、艾多沙班)或 14 天(达比加群酯)。对于因择期手术/操作需要中断新型口服抗凝药物治疗的患者,不建议围手术期用肝素桥接治疗。对于因择期手术/操作已经中断新型口服抗凝药物治疗的患者,建议术后 24 小时以上再恢复使用。不建议通过常规检测新型口服抗凝药物凝血功能来指导围手术期该类药物的使用。

具体停药时间还需要根据患者的肝、肾功能及身体情况进行评估,不能一概而论。

表 20 择期手术/操作时新型口服抗凝药物的停药时间

	达比加群酯		利伐沙班/阿哌沙班/依度沙班	
	无重要出血风险因素和(或)能够充分局部止血：在谷浓度时手术(即末次服药后 12h 或 24h)			
	低风险	高风险	低风险	高风险
肌酐清除率≥80 ml/min	≥24 h	≥48 h	≥24 h	≥48 h
肌酐清除率 50~79ml/min	≥36 h	≥72 h	≥24 h	≥48 h
肌酐清除率 30~49ml/min	≥48 h	≥96 h	≥24 h	≥48 h
肌酐清除率 15~29ml/min	无适应证	无适应证	≥36 h	≥48 h
肌酐清除率<15ml/min	无明确的适应证			
低出血风险手术后≥24h、高危出血风险手术后 48~72h 恢复全剂量新型口服抗凝药物				

对于外科手术患者来说，抗凝药物的使用比较复杂，管理难度大。因手术/操作而短暂中断抗凝治疗会增加血栓栓塞风险；而为预防血栓栓塞使用抗凝药物又会增加手术/操作的出血风险，一旦患者在术中出血，可能需要较长时间停用抗凝药物，这便进一步增加了血栓栓塞风险。

2. 不同抗凝药物的转换使用

根据作用靶点，抗凝药物可分为传统抗凝药物(如肝素、低分子肝素、华法林等)、新型口服抗凝药物(如达比加群酯、利伐沙班、阿哌沙班等)。不同抗凝药物转换使用策略如下：

(1)新型口服抗凝药物替换华法林：当国际标准化比值(INR)<2.0 时，应立即开始新型口服抗凝药治疗；当 INR 为 2.0~2.5 时，可于第 2 天开始新型口服抗凝药治疗；当 INR>

2.5 时,根据 INR 的实际值和华法林的半衰期(36~42 小时)估算 INR 降到 2.5 以下所需时间,然后根据再次测定的 INR 值决定开始新型口服抗凝药治疗的时间。

(2)新型口服抗凝药替换肝素或低分子肝素:静脉使用肝素停用后即可开始新型口服抗凝药治疗,因肝素半衰期较短(2 小时左右),如果合并肾功能衰竭,肝素清除时间将延长。

用低分子肝素者,可于下次使用低分子肝素的时间开始新型口服抗凝药治疗。

(3)华法林替换新型口服抗凝药:口服华法林 5~10 天后 INR 才能达到目标治疗范围,因此,华法林应与新型口服抗凝药重叠使用一段时间,INR 达到目标治疗范围后停用新型口服抗凝药。

新型口服抗凝药特别是凝血 Xa 因子抑制剂可能对 INR 值有一定影响,因此应在下一次服用新型口服抗凝药前取血检测 INR。

已停用新型口服抗凝药而单独使用华法林者,应在停用新型口服抗凝药 24 小时后再测 1 次 INR,以保证单独使用华法林的抗凝强度已达到目标治疗范围。

(4)肝素和低分子肝素替代新型口服抗凝药:停用新型口服抗凝药后,在原计划下次使用新型口服抗凝药的时间开始使用肝素或低分子肝素。

(5)新型口服抗凝药不同种类的替换:在计划下一次服

用原来使用的新型口服抗凝药时，即可开始服用更换的新型口服抗凝药，同时停用原来使用的新型口服抗凝药。

(6)阿司匹林或氯吡格雷替换新型口服抗凝药：停用阿司匹林或氯吡格雷后，即可开始使用新型口服抗凝药。

进行药物转换时，要保证抗凝效果的持续性，这样才能减少血栓栓塞的风险，同时也要避免抗凝效果叠加而增加出血风险。

哮喘患者慎用抗组胺药物

组胺是由组氨酸经特异性组氨酸脱羧酶脱羧产生、广泛分布于体内、具有多种生理活性的一类自体活性物质。外周组胺主要分布于肥大细胞内，中枢组胺则由特定的神经细胞合成。组胺本身无治疗作用，但其受体阻断药具有广泛的临床用途。抗组胺药物根据其阻断的组胺受体亚型，主要分为H1受体阻断药、H2受体阻断药、H3受体阻断药和H4受体阻断药四大类。

临床中用抗组胺药物治疗哮喘已有数十年的历史。但是近几年，随着新型药物的问世以及循证医学证据的不断积累，医学界对于抗组胺药物防治哮喘有了新的认识。

2008年版《支气管哮喘防治指南》中提到，抗组胺药物在哮喘治疗中作用较弱，可用于伴有变应性鼻炎的哮喘患者的治疗，其不良反应主要是嗜睡。

2013年版《中国支气管哮喘防治指南（基层版）》中提

到,抗组胺药物有助于过敏性哮喘的治疗,平喘作用较弱,其不良反应主要是嗜睡。

2016 年版《支气管哮喘防治指南》中提到,抗组胺药物在哮喘治疗中作用较弱,主要用于伴有变应性鼻炎的哮喘患者的治疗。

2018 年版《支气管哮喘基层诊疗指南》中提到,抗组胺药物治疗哮喘作用较弱,适用于过敏性哮喘的治疗,其不良反应主要是嗜睡。

2020 年版《支气管哮喘防治指南》中提到,抗组胺药物在哮喘治疗中作用较弱,主要用于伴有变应性鼻炎的哮喘患者的治疗,不建议长期使用。

综上所述,抗组胺药物并非哮喘治疗的常规药物,主要用于过敏性哮喘或者哮喘伴有过敏性鼻炎的治疗。对于单纯的哮喘患者来说,抗组胺药物的平喘作用弱,不良反应多,临床中应慎重使用。

高血压急症的降压药物选择

高血压急症是指原发性或继发性高血压患者在某些诱因作用下,血压突然显著升高(一般超过 180/120mmHg),同时伴有进行性心、脑、肾等重要靶器官功能急性损害的一种严重危及生命的临床综合征。

高血压急症以动脉血压快速和显著升高,小动脉痉挛、坏死及继发性组织损伤为主要特点,有多种复杂的神经体液及内分泌因素参与其中,且几种不同的病理、生理改变在疾病发展过程中相互促进,恶性循环。

目前有多种胃肠外给予和口服降压药可以使用。首选药物通常取决于高血压急症的类型和当地医院的处方集,口服药物通常比胃肠外给予药物的降压速度慢。因此,口服降压药物主要用于无法通过胃肠外给予药物时或不伴有严重急性终末器官损害的重度高血压。

胃肠外给予药物主要有以下几类:硝酸酯类、钙通道阻滞剂、多巴胺 D1 受体激动剂、肾上腺素能受体阻滞剂以及直接扩血管类药物等。

1. 硝酸酯类药物

硝基类扩血管药可提供一氧化氮,通过生成环磷酸鸟苷进而激活细胞膜上的钙敏感性钾通道,而使血管(小动脉和静脉)扩张。临床中最常用的药物为硝普钠、硝酸甘油。

表 21　硝普钠与硝酸甘油对比

药物	剂量	起效时间与维持时间	不良反应
硝普钠	小剂量开始,根据血压情况逐渐增加剂量	起效时间≤1min,停止输注后作用持续时间≤10min	低血压、心动过速、头痛、肌肉痉挛等
硝酸甘油	由小剂量逐渐增加到最大剂量	起效时间为 2~5min,作用持续时间为 5~10min	头痛、心动过速

2. 钙通道阻滞剂

临床中治疗高血压急症的钙通道阻滞剂主要有氯维地平和尼卡地平。

表 22　氯维地平与尼卡地平对比

药物	剂量	起效时间与维持时间	不良反应	适应证
氯维地平	静脉小剂量快速滴定,根据血压对药物的反应情况逐渐增大剂量	起效时间为 2~4min,作用持续时间为 5~15min	心房颤动、恶心、过敏	高血压急症、术后高血压
尼卡地平	小剂量开始,逐渐增大剂量	起效时间为 5~15min,作用持续时间为 1.5~4h,可能大于 4h	心动过速、头痛、头晕、恶心、潮红、局部静脉炎、水肿	大多数高血压急症、妊娠高血压

3. 多巴胺 D1 受体激动剂

非诺多泮是一种选择性外周多巴胺 D1 受体激动剂,它不同于其他胃肠外给予药物,在降压的同时能够维持或增加肾脏灌注。

4. 肾上腺素能受体阻滞剂

主要通过阻断 α 受体或 β 受体,或者同时阻断两个受体发挥作用。临床中最常用的药物是拉贝洛尔、艾司洛尔。

表 23　拉贝洛尔与艾司洛尔对比

药物	剂量	起效时间与维持时间	不良反应	适应证及注意事项
拉贝洛尔	小剂量开始，逐渐增加剂量	起效时间为 5~10min，作用持续时间为 2~4h	恶心、呕吐、麻痹（如头皮刺痛）、支气管痉挛、头晕、心脏阻滞	适用于大多数高血压急症，包括心肌缺血、高血压脑病、妊娠高血压和术后高血压。避免在急性失代偿性心力衰竭时使用，气道阻塞或反应性疾病应谨慎使用
艾司洛尔	先给起始剂量，根据血压情况逐渐增加剂量	起效时间为 1~2min，作用持续时间为 10~30min	恶心、潮红、支气管痉挛、一级心脏传导阻滞、输液部位疼痛，贫血时半衰期延长	适用于围手术期高血压。避免在急性失代偿性心力衰竭时使用

5. 其他药物

表 24 肼屈嗪、依那普利拉和酚妥拉明对比

药物	作用机制	药动学特征	注意事项
肼屈嗪	小动脉的直接扩张剂,几乎不影响静脉循环	血压可能在 10~30min 内突降,持续 2~4h	有基础冠状动脉疾病或主动脉夹层的患者需要采取预防措施,应同时给予 β 受体阻滞剂,以降低反射性交感神经兴奋度; 相比其他胃肠外用药,肼屈嗪的低血压反应不太好预测; 虽然住院患者血压超过人为设定阈值时,通常静脉给予肼屈嗪,但很少有证据表明此举可改善结局; 肼屈嗪可能引起低血压; 肼屈嗪的胃肠外给药主要用于妊娠女性,但已有报道显示,其可引起患者子宫-胎盘血流量下降
依那普利拉	血管紧张素转化酶抑制剂	起效时间为 15min,达峰时间为 1~4h,作用持续时间为 12~24h	依那普利拉的低血压反应无法预测,取决于高血压急症患者的血浆容量和血浆肾素活性,通常,血浆肾素活性较高的低血容量患者最可能发生过度低血压反应; 禁忌证包括妊娠、重度肾动脉狭窄伴全肾缺血以及重度高钾血症
酚妥拉明	非选择性 α 受体阻滞剂	患者若不需要静脉注射,可换为口服酚苄明	仅用于治疗儿茶酚胺活性增加所致的重度高血压,例如嗜铬细胞瘤患者,或正在接受单胺氧化酶抑制剂治疗的患者摄入了酪胺

高血压急症需要立即小心地降压,过度降压可能导致缺血性并发症。不同疾病的降压目标、降压速度不同,明确诊断后再进行控制性降压。无症状的重度高血压患者可通过口服药物降压。

白大衣高血压的诊断标准

有些患者在医生诊室测量血压时血压升高,但在家中自测血压或 24 小时动态监测血压(患者自身携带测压装置,无医务人员在场)时血压正常,这便是所谓的“白大衣高血压”,又称单纯性诊室高血压。白大衣高血压的患病率为 10%~20%。通常来说,交感神经过度活跃或血脂、血糖等代谢紊乱者易患此病。

白大衣高血压可引起血管顺应性及弹性下降,继而发生动脉粥样斑块,并对脑血管、心脏功能、心脏结构和肾小球功能产生影响。

目前,国际上最常用的白大衣高血压诊断标准为:非同一时间至少 2 次以上诊室所测收缩压>140mmHg 和(或)舒张压>90mmHg,而昼夜 24 小时动态血压均值<135/85mmHg 和(或)24 小时动态血压均值<130/80mmHg,与此同时,必须排除其他继发性高血压。白大衣高血压并非无害,其可能造成靶器官损害,也可能发展为确定的、持续的高血压。所以,白大衣高血压患者要积极治疗。一方面,要对生活方式进行积极干预,包括限制盐的摄入、减肥、戒烟、体育锻炼、心理治

疗等;另一方面,对于已经出现靶器官损害的患者,要按医嘱进行适当的药物治疗。

左西孟旦在心衰治疗中的应用

左西孟旦属于钙增敏剂类强心药物。目前,钙增敏剂在心力衰竭治疗方面积累了较为丰富的循证医学证据。

1. 作用机制

(1)正性肌力作用:增加心肌肌钙蛋白 C 与钙离子的结合,从而诱导环磷酸腺苷依赖的正性肌力作用。

(2)血管扩张作用:促进血管平滑肌细胞中三磷酸腺苷敏感性钾通道(KATP 通道)开放,从而诱导血管舒张。

(3)心肌保护作用:激活心肌线粒体中的 KATP 通道,可减轻细胞缺血再灌注损伤。

2. 作用特点

(1)选择性收缩期钙离子增敏作用,不增加细胞内钙离子浓度。

(2)不增快心率,不显著增加心肌耗氧。

(3)扩张体循环、肺循环、冠状动脉及肾入球小动脉。

(4)活性代谢产物半衰期长,疗效可持续 1 周。

3. 药动学特点

(1)给药途径:经外周或中央静脉输注。

(2)代谢:经肝、肾双通道代谢。

(3)排泄:54% 由尿液排泄,44% 由粪便排泄。95% 的药物一周内可以被排泄。

(4)半衰期:原药半衰期1.3小时;活性代谢产物在停止输注左西孟旦后48小时达到峰浓度,半衰期可达75~80小时,药效可以维持约1周;严重肾功能不全的患者,半衰期可延长1.5倍。

4.适宜人群

(1)长期使用β受体阻滞剂的患者

(2)缺血性心肌病患者,尤其是急性冠状动脉综合征患者

(3)合并右心衰竭和(或)肺动脉高压的患者

(4)合并心肾综合征的患者

(5)脓毒性心肌病患者

(6)心脏外科术后患者

(7)心源性休克患者

(8)晚期心力衰竭患者(间断使用)

5.注意事项:

(1)收缩压≤100mmHg、合并严重心律失常或首次使用左西孟旦者,建议使用时进行心电血压监护。

(2)收缩压≤100mmHg、晚期心力衰竭、心源性休克患者避免使用负荷剂量,以降低低血压发生率。

(3)避免联合使用血管扩张药物。

(4)维持血钾水平≥4.0mmol/L,以降低恶性心律失常发生率。

(5)最低维持剂量下仍不能纠正的低血压、出现持续性室性心动过速，需停用。

(6)严重的肝、肾功能损伤患者避免使用。

左西孟旦耐受性良好，大部分不良反应(如头痛、低血压、室性心动过速等)是由剂量过大或血管扩张所致。

正性肌力药物是治疗急性心力衰竭的重要药物，可以有效稳定血流动力学指标，快速缓解心力衰竭症状。左西孟旦作为钙增敏剂类强心药物的代表，在改善心力衰竭症状、稳定血流动力学指标、改善低灌注等方面优于传统正性肌力药物，并有改善预后趋势。

系统性红斑狼疮的治疗药物

系统性红斑狼疮(SLE)是一种自身免疫介导的、以免疫炎症为突出表现的弥漫性结缔组织病，以全身多系统、多脏器受累，反复复发与缓解，体内存在大量自身抗体为主要临床特点，如不及时治疗，会造成受累脏器不可逆损害，最终导致死亡。

一、治疗原则和治疗目标

SLE 尚不能根治，强调早期诊断和合理治疗。对疾病活动性、病情严重程度和感染等并发症的评估，有助于治疗方案的制定和预后判断。

(1)治疗原则：积极诱导缓解，尽快控制病情活动，治疗方案个体化。病情缓解后，巩固维持治疗，强调对患者的长期随访，重视药物不良反应的监控和并发症的防治。

（2）治疗目标：实现病情长期持续缓解，降低病死率，提高患者的生活质量。

二、治疗药物

目前，治疗 SLE 的药物主要有糖皮质激素、抗疟药、免疫抑制剂和生物制剂等，各类药物的疗效及不良反应差异很大，应尽可能根据患者的具体情况制定个体化的治疗方案。

1. 糖皮质激素

激素是治疗 SLE 的基础用药，应采用控制疾病所需的最低剂量。应根据疾病活动情况、受累器官及其严重程度制定个体化的激素治疗方案。

（1）轻度活动的 SLE 患者：一般不需要采用激素治疗，但羟氯喹或非甾体抗炎药疗效不佳时，可考虑使用小剂量激素。

（2）中度活动的 SLE 患者：推荐使用中等剂量激素泼尼松或等效剂量的其他激素进行治疗。使用中等剂量激素难以快速控制病情的患者，在适当增加激素剂量的基础上，可联合使用免疫抑制剂，以减少激素累积使用剂量，降低发生长期不良反应的风险。

（3）重度活动的 SLE 患者：推荐使用标准剂量激素泼尼松或等效剂量的其他激素联合免疫抑制剂进行治疗，待病情稳定后调整激素用量。对于病情严重者，必要时可使用激素冲击治疗。

(4)狼疮危象的SLE患者:推荐使用激素冲击(静脉滴注甲泼尼龙)联合免疫抑制剂进行治疗。激素冲击治疗后改口服泼尼松或等效剂量的其他激素。治疗时间通常为4~8周,但具体疗程应视病情而定。与常规剂量激素治疗相比,冲击治疗可使疾病快速得到控制,而不良反应发生率并未显著增加。

2. 羟氯喹

对无禁忌的SLE患者,推荐长期使用羟氯喹进行基础治疗。服用羟氯喹的患者,建议进行眼部相关风险评估:高风险患者建议每年进行一次眼科检查,低风险患者建议服药第5年起每年进行一次眼科检查。

3. 免疫抑制剂

对于激素联合羟氯喹治疗效果不佳的患者或无法将激素的剂量调整至相对安全范围以下的患者,建议使用免疫抑制剂;伴有脏器受累者,建议初始治疗时即加用免疫抑制剂。

使用免疫抑制剂可降低激素的累积使用量,可预防疾病复发。特别是对难治性(经常规治疗效果不佳)或复发性SLE患者来说,使用免疫抑制剂可减少激素的使用量,控制疾病活动,提高临床缓解率。

4. 生物制剂

激素和(或)免疫抑制剂治疗效果不佳、不耐受或复发的SLE患者,可考虑使用生物制剂进行治疗,如贝利尤单抗、利妥昔单抗。

SLE 患者除了接受药物治疗外，还要注意非药物管理，如避免接触危险物质、防晒、适度运动、注重心理支持、戒烟、补充维生素 D 等。

服用奥利司他减肥须遵医嘱

近年来，由于生活水平的提高和饮食结构的改变，我国肥胖症患者逐年增多。肥胖症患者的一般特点为体内脂肪细胞的体积增大、数量增加，体脂占体重的百分比异常高，并在局部过多沉积脂肪。如果脂肪在腹壁、腹腔和内脏周围沉积过多（即中心性肥胖，比全身肥胖危险性更高），会对代谢造成很大影响，进而引发多种慢性病，如高血压、高血脂和葡萄糖耐量异常等。肥胖症（特别是中心性肥胖）更是造成冠心病发病和死亡的一个独立危险因素。

肥胖症的治疗方法主要包括饮食疗法、运动疗法和药物治疗等。因为“管住嘴，迈开腿”对很多患者来说难以坚持，所以药物治疗更受肥胖症患者青睐。奥利司他是我国唯一批准的甲类非处方减肥药。

奥利司他是长效和强效的特异性胃肠道脂肪酶抑制剂，它有 120mg 和 60mg 两种剂量规格。在我国，两种剂量规格的奥利司他都属于甲类非处方药，只能在持有《药品经营许可证》及配备执业药师或药师以上技术人员的社会药店、医疗机构药房零售，并在执业药师或药师指导下购买和使用。奥利司他是可逆的胃肠道脂肪酶抑制剂，通过与胃中的胃脂肪酶和小肠腔内的胰脂肪酶的活性丝氨酸部位形成共价键，使酶失活，失活的酶不能将食物中的脂肪（主要是甘油三酯）水解为可吸收的游离脂肪酸和单酰甘油，从而减少热量的摄入，降低餐后血脂浓度，进而发挥控制体重及降血脂、降血糖和降血压的功效。

我国批准奥利司他的适应证为“用于18岁及以上成人肥胖或体重超重［身体质量指数（BMI）$\geqslant 24kg/m^2$］患者的治疗”。对于BMI$<24kg/m^2$的人群，服用奥利司他受益小于风险，故不推荐服用。

孕妇、慢性吸收不良综合征患者、胆汁淤积症患者、器质性肥胖患者（如甲状腺机能减退）、对奥利司他或药物制剂中任何一种成分过敏的患者禁用。

这世上并没有什么一劳永逸的“减肥神药”，生活方式不改变，即便“瘦成一道闪电”也还是会胖回来，况且“是药三分毒”，因此，想要健康减肥，还是要“管住嘴，迈开腿”。

幽门螺杆菌的传播途径与根除治疗

一、易感人群、传染源和传播途径

人群对幽门螺杆菌具有普遍易感性，且以无临床症状感染居多，大部分幽门螺杆菌感染发生在儿童阶段。

幽门螺杆菌的传染源主要包括人类传染源、动物传染源和环境传染源三大类。密切接触，尤其是家庭内父母与孩子之间的密切接触，是导致幽门螺杆菌感染的重要因素。与人类接触的动物（如猴、猪、猫、羊等）可能是潜在传染源，但缺乏流行病学研究资料的支持。饮用被幽门螺杆菌污染的水源也有感染的风险。

幽门螺杆菌感染传播途径主要有三条：

（1）经胃－口途径传播。直接与呕吐物、胃液接触可以增加被感染的风险。

（2）经口－口途径传播。婴幼儿期，父母的不良喂食习惯可使幽门螺杆菌通过唾液传染给儿童，这是明确的最重要的传播途径。此外，频繁接吻也存在传染幽门螺杆菌的风险。

（3）经粪－口途径传播。摄入被幽门螺杆菌阳性粪便污染的水和食物也有传染的可能，但可能性较小。

日常生活中，培养良好的卫生习惯，纠正不良喂食习惯，不共用牙刷、牙杯、毛巾，聚餐时使用公筷，餐具定期消毒，不饮用河水、井水等，均有助于预防幽门螺杆菌感染。

二、检测方法

根据是否需要通过内镜检查，可将幽门螺杆菌感染的检测方法分为侵入性和非侵入性两种：前者主要包括胃黏膜标本组织学染色、快速尿素酶试验、细菌培养、分子生物学方法检测等，后者主要包括尿素呼气试验、粪便抗原检测和血清学检测等。

临床上应用最多的检测方法是快速尿素酶试验和尿素呼气试验。治疗前如做内镜检查，可酌情选择快速尿素酶试验法或尿素呼气试验法；治疗后可选择尿素呼气试验法。尿素呼气试验法用碳-13或碳-14标记尿素，前者属于稳定同位素，后者属于放射性同位素，不宜用于孕妇，儿童慎用。粪便抗原检测在我国应用不多，胃黏膜标本组织学染色检测要求病理医生相关经验丰富，细菌培养主要用于药敏试验，血清学检测主要用于流行病学调查。

三、检测注意事项

(1)药物对检测结果的影响。服用抗生素、铋剂和某些有抗菌功效的中药的患者应在至少停药4周后进行检测，服用质子泵抑制剂的患者应在至少停药2周后进行检测，否则可能影响检测结果的准确性。

(2)检测准确度。任何检测方法得出的结果都存在假阴性和假阳性的可能，应用的试剂和方法需经过验证，操作应规范化。尿素呼气试验检测值在临界值附近时结果不可靠，应间隔一段时间后再次检测或采用其他方法检测。胃大部切除术后患者不应采用尿素呼气试验法，应采用快速尿素酶试验法或组织学检测法。

(3)避免假阴性。胃黏膜存在活动性炎症高度提示幽门螺杆菌感染。活动性消化性溃疡患者排除使用非甾体抗炎药物因素后，如幽门螺杆菌检测呈阴性，要高度怀疑假阴性。

在不同时间或采用多种方法检测，可获得更可靠的结果。

四、根除治疗

幽门螺杆菌定植于胃黏膜上皮细胞表面，被黏液层覆盖。多数抗生素在酸性环境下活性降低，不能透过黏液层到达细菌定植处，所以尚无单种药物能有效根除幽门螺杆菌。为此，根据临床经验，制定了联合应用多种药物的治疗方案，主要推荐由 4 种药物组成的四联方案。

1. 药物

(1)抗生素。推荐的抗生素主要有克拉霉素、左氧氟沙星、甲硝唑、阿莫西林、四环素和呋喃唑酮 6 种。其中，前 3 种抗生素的耐药率显著上升，应用时需要参考当地耐药率；后 3 种抗生素耐药率仍很低。

(2)抑酸分泌药物。主要是质子泵抑制剂，药物本身无显著抗幽门螺杆菌作用，主要通过抑制胃酸分泌协助抗生素发挥作用，提高根除率。

(3)铋剂。有直接杀灭幽门螺杆菌的作用，且不会产生耐药性。如无铋剂禁忌，短期应用铋剂的安全性较高。随着幽门螺杆菌耐药率的上升，铋剂的应用受到重视。

2. 治疗方案

我国主要推荐质子泵抑制剂+铋剂+2 种抗生素组成的铋剂四联方案。推荐的 2 种抗生素组合为：阿莫西林+克拉霉素、阿莫西林+左氧氟沙星、阿莫西林+呋喃唑酮、四环素+甲硝唑、四环素+呋喃唑酮、阿莫西林+甲硝唑、阿莫西林+四环素。对铋剂有禁忌者可用质子泵抑制剂+3 种抗生素组成的非铋剂四联方案。

3. 疗程

为了提高根除率,应尽可能将疗程延长至 14 天。

4. 根除和根除率

根除治疗结束后 4 周以上幽门螺杆菌检测结果为阴性方可称为根除;不到 4 周检测结果为阴性只能称为清除,结果不可靠。应用方案的根除率要尽可能达到 90%或以上。

5. 注意事项

(1)尽可能提高首次治疗根除率。

(2)克拉霉素和左氧氟沙星不能重复使用,包括用于其他疾病治疗。重复应用甲硝唑要提高剂量。

(3)吸烟会降低根除率,治疗期间饮酒会增加不良反应。

药盒虽小,却有大用

大家好,我是不起眼的小药盒。我身体虽小,却能力超强,不仅能为内装药品遮光避潮,还能为患者提供安全用药信息,所以整理家庭小药箱时千万别扔掉我哦。

1. 我能为您介绍药品

【药品名称】您能知道药品叫什么。

【包装/规格】您能知道药品的包装及制剂规格。

【成分】您能知道药品由什么成分构成。

【适应证/功能主治】您能知道药品适宜治疗什么疾病。

【禁忌证】您能知道什么情况或状况下不能使用该药品。

【用法用量】您能知道怎么安全用药。

【不良反应】您能知道药品会给您带来哪些伤害。

【贮藏】您能知道怎么科学存放药品。

【生产企业】您能知道是谁生产制造了药品。

【生产日期】您能知道药品的“出生日期”。

【有效期】您能知道药品的“死亡日期”，即失效日期。

2. 我能为您辨别真伪

(1)我有药品的“身份证号码”(药品生产批准文号或进口药品注册证号)。登录国家药品监督管理局官方网站，点击药品查询，输入药品名称或“国药准字”后面的数据即可查询。

(2)我有药品追溯码(即药品电子监管码)。通过支付宝扫码或登录“码上放心”网站查询。

3. 我能为您分门别类

(1)我能为您区分药品和保健食品。药品的包装上一般没有专用标识，保健食品的包装上有特殊标识“小蓝帽”。药品包装上有“国药准字”字样+批准文号，保健食品包装上有“国食健字”字样+批准文号。

(2)我能为您区分处方药和非处方药。如果我的身上有OTC 标识，则药品为非处方药，您可以不经过医生开具处方，直接从药店购买。非处方药品有两种：红色 OTC 标识表示药品为甲类非处方药，绿色 OTC 标识表示药品为乙类非处方药。如果我身上没有 OTC 标识，则药品为处方药。处方药需要医生开具处方后才能购买，不可自行随意服用。

(3)我能为您能区分药品类别。有时，我身上会出现特殊药品专用标识，如“毒”(医疗用毒性药品)、“麻”(麻醉药品)、“精”(精神药品)和“放 ”(放射性药品)等，这些标识主要提示药品的类别及安全性。如果我身上有外用药品专用标识，那么该药品只能外用，不能口服。

4. 我能为您遮光避潮

我能够使药品免受光线或湿气的影响，避免因透光或潮湿导致药品变质或失效，确保药品的安全性和有效性。

看完上面的介绍，您是不是觉得我还蛮有用的？所以，整理家庭小药箱的时候，千万千万别扔掉我哦！

正确解读药品有效期

药品有效期是指药品在规定的储藏条件下能够保证质量合格的期限。药品包装开启后，会对药品稳定性造成一定影响，导致药品“寿命”缩短。如果药品过期，则可能降低疗效，也可能增加毒副作用。

药品有效期有两种标识方法，即标识有效期或失效期。

有效期至 2022 年 9 月 30 日，说明药物可以使用到 2022 年 9 月 30 日，10 月 1 日起就不能再使用了；有效期至 2022 年 9 月，说明药物可以使用到 2022 年 9 月 30 日，10 月 1 日起就不能再使用了。

失效期为 2022 年 9 月 30 日，说明药物可以使用到 2022 年 9 月 29 日，9 月 30 日起就不能再使用了；失效期为 2022 年

9 月,说明药物可以使用到 2022 年 8 月 31 日,9 月 1 日起就不能再使用了。

要注意药品的有效期限不等于使用期限。单剂量独立包装的普通片剂或胶囊剂等,只要在规定储藏条件下保持包装完整,就可使用到有效期前;瓶装片剂或胶囊剂开封后的有效期一般不超过 6 个月;糖浆剂开封后的有效期一般为冬天不超过 3 个月,夏天不超过 1 个月;口服溶液、混悬剂开封后可以室温保存 2 个月;眼用制剂、鼻用制剂开封后可保存 4 周;软膏剂开封后一般可以室温保存 2 个月。因此,开封后的药品尽量不要丢弃外包装盒,最好在上面标注开瓶日期和服用方法。